"高等法律职业教育系列教材"审定委员会

主　任：张文彪

副主任：万安中

委　员：（按姓氏笔画排列）

　　　　王　亮　刘晓辉　李　岚　李雪峰　陈晓明

　　　　周静茹　项　琼　曹秀谦　盛永彬　鲁新安

本书编委会

主　编：罗光华

副主编：周　飞　宋健文

参　编：（按姓氏笔画排列）

　　　　莫小凡　廖柏林

高等法律职业教育系列教材

GAODENGFALUZHIYEJIAOYUXILIEJIAOCAI

警务急救实用教程

JINGWU JIJIU SHIYONG

JIAOCHENG

主　编◎ 罗光华

副主编◎ 周　飞　宋健文

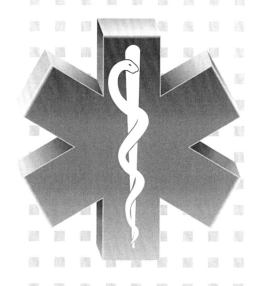

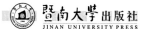

暨南大学出版社

JINAN UNIVERSITY PRESS

中国·广州

图书在版编目（CIP）数据

警务急救实用教程/罗光华主编；周飞，宋健文副主编．—广州：暨南大学出版社，2013.2（2024.8重印）

（高等法律职业教育系列教材）

ISBN 978 - 7 - 5668 - 0466 - 2

Ⅰ．①警…　Ⅱ．①罗…②周…③宋…　Ⅲ．①急救—教材　Ⅳ．①R459.7

中国版本图书馆 CIP 数据核字（2013）第 010004 号

警务急救实用教程

JINGWU JIJIU SHIYONG JIAOCHENG

主　编：罗光华　副主编：周　飞　宋健文

出 版 人：阳　翼

责任编辑：付有明　刘慧玲

责任校对：卢凯婷

责任印制：周一丹　郑玉婷

出版发行：暨南大学出版社（511434）

电　　话：总编室（8620）31105261
　　　　　营销部（8620）37331682　37331689

传　　真：（8620）31105289（办公室）　37331684（营销部）

网　　址：http://www.jnupress.com

排　　版：广州市新晨文化发展有限公司

印　　刷：广东虎彩云印刷有限公司

开　　本：787mm×1092mm　1/16

印　　张：10.25

字　　数：251 千

版　　次：2013 年 2 月第 1 版

印　　次：2024 年 8 月第 6 次

定　　价：24.00 元

总　序

　　高等法律教育职业化已成为社会的广泛共识。2008 年，由中央政法委等 15 部委联合启动的全国政法干警招录体制改革试点工作，更成为中国法律职业化教育发展的里程碑。这也必将带来高等法律职业教育人才培养机制的深层次变革。顺应时代法治发展需要，培养高素质、技能型的法律职业人才，是高等法律职业教育亟待破解的重大实践课题。

　　目前，受高等职业教育大趋势的牵引、拉动，我国高等法律职业教育开始了教育观念和人才培养模式的重塑。改革传统的理论灌输型学科教学模式，吸收、内化"校企合作、工学结合"的高等职业教育办学理念，从办学"基因"——专业建设、课程设置上"颠覆"教学模式："校警合作"办专业，以"工作过程导向"为基点，设计开发课程，探索出了富有成效的法律职业化教学之路。为积累教学经验、深化教学改革、凝塑教育成果，我们着手推出"基于工作过程导向系统化"的法律职业系列教材。

　　《国家中长期教育改革和发展规划纲要（2010—2020 年)》明确指出，高等教育要注重知行统一，坚持教育教学与生产劳动、社会实践相结合。该系列教材的一个重要出发点就是尝试为高等法律职业教育在"知"与"行"之间搭建平台，努力对法律教育如何职业化这一教育课题进行研究、破解。在编排形式上，打破了传统篇、章、节的体例，以司法行政工作的法律应用过程为学习单元设计体例，以职业岗位的真实任务为基础，突出职业核心技能的培养；在内容设计上，改变传统历史、原则、概念的理论型解读，采取"教、学、练、训"一体化的编写模式。以案例等导出问题，根据内容设计相应的情境训练，将相关原理与实操训练有机地结合，围绕关键知识点引入相关实例，归纳总结理论、分析判断解决问题的途径，充分展现法律职业活动的演进过程和应用法律的流程。

　　法律的生命不在于逻辑，而在于实践。法律职业化教育之舟只有融入法律实践的海洋当中，才能激发出勃勃生机。在以高等职业教育实践性教学改革为平台进行法律职业化教育改革的路径探索过程中，有一个不容忽视的现实问题，高等职业教育人才培养模式主要适用于机械工程制造等以"物"作为工作对象的职业领域，而法律职业教育主要针对的是司法机关、行政机关等以"人"作为工作对象的职业领域，这就要求在法律职业教育中对高等职业教育人才培养模式进行"辩证"地吸纳与深化，而不是简单、盲目地照搬照抄。我们所培养的人才不应是"无生命"的执法机器，而是有法律智慧、正义良知、训练有素的有生命的法律职业人员。但愿这套系列教材能为我国高等法律职业化教育改革作出有益的探索，为法律职业人才的培养提供宝贵的经验、借鉴。

2010 年 11 月 15 日

前　言

　　随着现代社会经济的快速发展，生活节奏的加快，生产、交通、生活中发生的意外伤害事件也在迅速增多，特别是自然灾害、交通事故的数量明显上升，给人民群众的生命财产安全带来巨大损失。人民警察肩负着保护人民生命财产安全的重要使命，在各类灾害事故和意外伤害事件中往往是最先到达现场的救援力量，因此大力普及一线警务人员的现场急救知识和技能具有非常重要的现实意义。

　　目前世界上的发达国家均已将现场急救列入警务执法范围，并且制定了一系列培训及操作规范。近年来，随着我国警务改革的不断发展，人们对警察履行现场急救职责的呼声也越来越高，各地公安、法院、检察院及司法行政系统已逐步将警务急救课程纳入警察岗位培训内容之中。为警察岗位培养后备力量的公安、司法类高职高专院校更是将警务急救课程作为警务化专业的必修课之一，全面普及学生的急救知识和技能。

　　本书根据现代医学急救知识，结合警察工作实际，重点介绍心肺复苏术、创伤现场急救基本技术和常见危重病症、中毒、突发意外事件、高低温损伤、动物咬伤等的现场急救。

　　对警务现场急救的学习，离不开理论知识的讲解，更离不开实战技能的操作。本书在内容编排上以知识普及为主线，以现场急救技能为学习单元，突出了情境训练实训环节，理论和实操并重，既可作为警察类高职高专院校的警务急救教程的教材，又可作为人民警察职业技能岗位培训的专用教材，具有较强的实用性。

　　编者在编写本书过程中得到了广东省司法警察医院同仁的大力支持和帮助，在此一并表示诚挚的感谢。本书参编人员及撰稿分工如下（以姓氏笔画为序）：宋健文：单元二、单元三；罗光华：单元一；周飞：单元四、单元七、单元十；莫小凡：单元五、单元八、单元九；廖柏林：单元六。

　　由于本书编写时间仓促，加之编者水平有限，不当和错误之处在所难免，恳请读者批评、指正。

编　者
2012 年 10 月

目　录
CONTENTS

单元六 ◆ 常见危重病症现场救护

单元七 ◆ 常见中毒的现场急救

单元八 ◆ 常见突发意外事件的现场急救

单元九 ◆ 高低温及电流损伤的现场急救

单元十 ◆ 动物咬伤的现场急救

参考文献

上编 警务急救基础知识

警务急救概述

项目一　警务急救相关概念

【相关知识】

一、急救

当人遭受意外伤害或突发疾病时，对伤、病员采取紧急救护措施，以挽救生命、缓解症状的治疗手段称为急救。

平时人们所说的急救，是指在医院、社区的家庭病床及救护车内对危重病人的抢救，这只是抢救工作的一部分。人们在社会生活中，经常发生各种各样的损伤和意外，如机械性损伤（如交通损伤、枪击伤、钝器伤、锐器伤等）、机械性窒息（如缢、勒、扼伤等）、理化性损伤（如高低温伤、强酸强碱等化学品损伤）、意外事件和自然灾害（如爆炸、车祸、水灾、火灾、地震、火山爆发、泥石流、海啸等）等。根据损伤性质可将急救分为两类：一类是创伤性急救，是创伤初期的治疗，关系到创伤治疗的全过程和效果，常见于交通事故和生产生活中的各类意外伤害事件或故意伤害案件；另一类是疾病性急救，大多数发生在医院里，可在疾病的发生、发展、转归的各个阶段发生，是系统治疗的一部分。

二、现场急救

现场急救，也叫现场抢救或入院前急救。它是指针对一些意外伤害、急重病人在救护人员尚未到达或到达医院前在现场采取的及时有效的急救措施。

长期以来，人们习惯将抢救危重急症、意外伤害病人的希望完全寄托于专业的医务人员身上，普通人群缺乏对现场救护伤病人员的重要性和可实施性的认识。这种传统观念往往使处在生死边缘的病人丧失了几分钟、十几分钟最宝贵的"黄金时间"。

现场急救突出的是一个"急"字，在经济发达国家，如美国，推行的是"第一目击者"现场参与的急救模式。第一目击者是与急需救治的病人距离最近、在最短时间内就能接触到伤者的现场人员。由于受传统观念和急救常识缺乏的限制，我国目前大多数第一目击者不知如何有效地在现场抢救伤患，导致大量伤患错失抢救时机，丧失宝贵的生命。

三、警务现场急救

警务现场急救，是指人民警察在执行公务时，对突发意外、灾害事故和急危重症导致的人员伤害，在专业医务人员到达现场之前对伤病者所采取的及时有效的现场急救措施，为医院进一步抢救伤、病者创造条件，赢得宝贵的时间，从而挽救生命。

人类进入 21 世纪，社会生产力高速发展，人口大量增加，导致生态平衡被严重破坏，生存环境日益恶劣，意外伤害、突发事故及危急病症的几率呈逐年上升的趋势，特别是自然灾害、交通事故数量明显上升，给人民群众的生命财产安全带来巨大损失。在许多突发事件、故意伤害或灾害事故现场，人民警察往往是最先到达的救援力量，因此，大力普及一线警务人员的现场急救知识和技能，让广大干警通过救护培训，掌握初步的现场急救技术，使他们能够在黄金时间内展开有效的初步救护，从而为医院的后期治疗创造条件，大大减少死亡率、伤残率，切实保护人民群众的生命财产安全，把"人民警察为人民"的服务意识真正落到实处。

【学习要求】

现代救护是立足于现场的抢救，在突发意外伤害事件或急、危、重症患者发病的现场，"第一目击者"应对伤、病者实施有效的初步紧急救护。通过本项目的学习，掌握现场急救和警务现场急救的概念，了解二者之间的联系和区别，为进一步学习相关现场急救技能打下基础。

【注意事项】

现代急救和人们传统意识中的急救概念有着较大的区别：后者往往是指在医院、社区的家庭病床及救护车内对危重病人的抢救，属院内抢救的范畴，而前者是指在发病或受伤现场由"第一目击者"展开的初步的、基础的救护，及时有效的现场救护措施是减小死亡率和伤残率的重要保证。

【思考与练习】

1. 什么是现场急救？
2. 什么是警务现场急救？

【延伸阅读】

为了提高广大警务人员的业务素质和对各种突发公共事件的预防、处置能力，警务现场急救目前已作为人民警察必须具备的岗位技能之一，在全国各地的公安、司法战线上得到普及、推广和应用。

新闻链接（见图 1-1）：据 2011年 11 月 1 日《检察日报》报道，安徽省淮南市检察院日前对该市全体司法警察进行了包扎急救技能培训。该院邀请医院外科医生从现场急救知识与

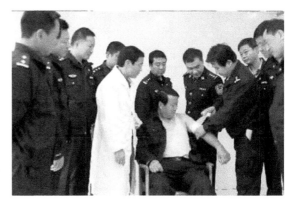

图 1-1

技能以及创伤救护的止血、包扎、骨折固定、伤员搬运等方面，为参加学习的警务人员进行了系统的讲解与示范，让受训者能在伤害事故发生后的 4 分钟内抓住黄金抢救

时间，采取正确的方法进行自救和他救。（记者吴贻伙报道，通讯员王来勇摄）

项目二　警务现场急救的原则和任务

【相关知识】

一、警务现场急救的一般原则

（一）现场评估、确保安全原则

在现场救护时应通过实地感受、眼睛观察、耳朵听声、鼻子闻味、动手检查伤者等对现场情况作出判断，遵循现场救护程序，充分利用现场的人力和物力对伤病员实施救护。现场评估的具体内容可包括：

（1）确定现场的安全情况、危险因素是否排除，既要保证自身安全，还要保证伤员的安全。例如：确定有毒、有害事故现场的毒害因素是否排除；对传染病患者实施救护要有适当的隔离措施等。

（2）初步判断引起事故的原因，排除险情，确保安全救护。例如：火灾现场要先控制火势，或配备专用消防设备后方能进入；触电事故现场要先切断电源等。

（3）了解现场伤、病员的人数，是否有危及生命的伤、病员存在，根据现场伤、病员情况制订急救方案。

（4）判断现场可以应用的资源及需要何种支援，以及可能采取的救护行动。

（5）注意个人防护，在做好抢救工作的同时，还应注意干警自身的安全防护，避免带来不必要的损伤。有条件的可用呼吸面罩、呼吸膜，戴手套、眼罩、口罩，穿防护衣等，防止病原体进入身体内。

（二）快速启动"生存链"原则

"生存链"是近十几年来才在国际急救医学领域出现的一个重要的急救专用名词，但它很快被社会、专家和公众接受。它是针对现代社区生活模式而提出的，是以现场"第一目击者"为开始至专业急救人员到达进行抢救的一系列措施而组成的完整"链条"。主要由五个互相连接的环节组成（见图1-2）：①立即识别心脏骤停并启动急救系统；②尽早进行心肺复苏，着重于胸外心脏按压；③快速除颤；④有效的高级生命支持；⑤综合的心脏骤停后处理。

图1-2　生存链

"生存链"启动得越早，危急病人获救的成功率就越高，具体实施将在以后的相关章节中详细介绍。

（三）从重到轻，先救命、后治伤原则

现场救护人员，特别是作为"第一目击者"的警务人员赶到现场后应保持镇定，科学判断现场情况，分清轻重缓急，坚持先救命、后治伤的现场救护原则，果断实施救护。在人力、物力资源有限的情况下，处理的原则是先重后轻、先急后缓、先近后远。对伤情稳定，估计转运途中不会加重伤情的伤病员，应迅速组织人力，利用各种交通工具分别转运到附近的医疗单位急救。

（四）保护现场不被破坏的原则

在现场急救的过程中，特别是涉及人员伤亡的救援行动，很有可能对现场有所破坏。警务人员赶到现场后，一方面要参与现场救护、排除险情的工作；另一方面则要尽量保护好现场，先把伤者抬出现场，对重要的痕迹物证进行抢救性的提取，如条件允许，可在现场画好警戒线，疏散围观人群，疏通现场车辆，减少对现场的破坏；同时，还应标记好现场重要位置，记录现场情况，因为现场可为后续的侦查破案、事故处理或案件审理等司法活动提供重要线索或证据。

（五）统一指挥、分工协作原则

警务人员遇到意外伤害发生时，要保持镇静，并设法维持好现场秩序。如果现场受伤人员较多，一方面要马上分派人员迅速呼叫专业医务人员前来现场，另一方面还应在现场对伤病员进行必要的急救处理措施。整个现场抢救的一切行动必须服从领导，统一指挥，分工协作，不可各自为政，以保证抢救工作统一、有序地进行。

二、警务现场急救的主要任务

（一）对伤病员进行检伤分类

现场伤病员较多时，应按照其受伤程度对其进行分级处理（见表 1–1）。

表 1–1　伤病员受伤程度的分级

类别	程度	救护标志	伤情
0	致命伤	黑色	死亡
I	危重伤	红色	严重头部伤，大出血，昏迷，各类休克，严重挤压伤，内脏伤，张力性气胸，颌面部伤，颈部伤，呼吸道烧伤，大面积烧伤30%以上
II	中重伤	黄色	胸部伤，开放性骨折，小面积烧伤30%以下，长骨闭合性骨折
III	轻伤	绿色	无昏迷、休克的头颅损伤和软组织损伤

（二）及时采取现场急救措施

当意外事件或灾害事故等发生后，第一时间赶到现场的警务人员，应根据现场的情况对伤员采取及时有效的抢救措施，坚持先救命，后治伤，保持气道通畅，保证循环的原则，开展心肺复苏术、创伤急救术等进行现场急救，直至救护车到达现场。

（三）及时排除现场的险情，安全转送伤病员

警察赶到现场后，应立即排除险情，将受伤人员转移到安全的地方，避免其再受伤。

（四）及时记录伤病员的口述，为事故认定与侦查破案等提供证据

警务人员赶到现场后，首先要提取关键性的证言笔录，问话简短明了，然后保护现场不受破坏，并提取有价值的痕迹物证。

【学习要求】

警务现场急救是警务人员在执行公务过程中为履行岗位职责而对突发伤、病的当事人实施的急救措施，因此在实际操作中既要遵循一般现场急救的原则，又要考虑到其自身工作环境的特殊性。通过本项目的学习，要求掌握警务现场急救应遵循的一般原则、需完成的主要任务。

【注意事项】

警务人员参与的急救任务往往涉及大型灾难性事故、群体性意外伤害事件等复杂现场，情况紧急，任务艰巨，因此，应特别注意遵守现场安全性原则，确保被救护人员和自身的安全。伤员人数较多时应先进行检伤分类，坚持先救命、后治伤的原则，使现场救护工作有序展开。

【思考与练习】

1. 警务现场急救应遵循的原则是什么？
2. 什么是"生存链"？"生存链"由哪些环节组成？
3. 警务现场急救的主要任务包括哪些方面？

【延伸阅读】

为了加强现场急救工作，提高预防和处置各类突发事件和自然灾害的能力，减少各种灾害、事故、突发事件造成的危害，中国红十字总会在 2001 年下发了《关于印发〈中国红十字会关于广泛深入开展救护工作的意见〉的通知》（红十字〔2001〕44 号文件）。经过几年的实施之后，中国红十字会总会、公安部、交通部于 2006 年 8 月又联合下发了《关于深入开展救护培训工作的通知》（红总字〔2006〕50 号）。两个文件规定训练对象为公安民警、交通部门职工等高危行业从业人员。

文件链接1：

关于印发《中国红十字会关于广泛深入开展救护工作的意见》的通知

红十字〔2001〕44 号

各省、自治区、直辖市红十字会，教育、公安、民政、国土资源、建设、铁道、交通、卫生、民航、林业、旅游、安全生产监督管理局（厅、委），电力企业、商业联合会：

中国红十字会是以人道主义为宗旨的社会救助团体，致力于保护人的生命和健康，在政府有关部门多年的支持下，认真开展了救护知识的培训和防病知识的普及工作，为维护生产作业人员健康，提高大众健康水平作出了积极贡献。特别是《中华人民共和国红十字会法》颁布以来，在教育、公安、民政、国土资源、建设、铁路、交通、卫生、民航、林业、旅游、安全监督、电力、商业等有关部门的大力支持下，各级红十字会和广大红十字工作者，认真履行《中华人民共和国红十字会法》赋予的"普及卫生救护和防病知识，进行初级卫生救护培训，组织群众参加现场救护"职责，积极开展救护培训工作，取得了"与安全生产相结合、与职业培训相结合、与精神文明建设相结合、与发展红十字组织相结合"的成功经验，倡导了"人道、博爱、奉献"的精神，为我国的精神文明和经济建设作出了积极贡献。

我国自然灾害多发，各种生产第一线的意外突发事件及生产事故经常发生，中国红十字会开展的救护工作为减少事故和自然灾害造成的损失、保护生产力起到了积极的作用，是实践江泽民总书记关于"三个代表"和"以德治国"重要思想的具体体现。

2000年4月，李岚清副总理在听取中国红十字会工作汇报时指出："红十字会的工作非常重要，红十字会组织的群众性救护活动很好，一是培养助人精神，二是学习卫生救护常识，要大力提倡，进一步普及。"李副总理的讲话对救护工作提出了新的要求。去年9月，中国红十字会召开了全国救护工作会议，会议制定了今后救护工作的奋斗目标，即经过若干年的努力，在有人身伤害事故的现场，就有经过红十字会培训的红十字救护员开展现场救护。会议通过的《中国红十字会关于广泛深入开展救护工作的意见》符合各部门的安全生产的要求，有利于保护广大第一线人员的健康，完善安全生产措施。红十字会开展的救护工作，必将在我国今后的经济建设和社会发展中发挥积极的作用。现将《中国红十字会关于广泛深入开展救护工作的意见》发给你们，请积极配合，认真贯彻执行，有关部门要给予大力支持，红十字会要切实组织、开展好救护工作，为我国的经济建设和人类健康事业，为红十字人道主义事业作出更大的贡献。

附件：
中国红十字会关于广泛深入开展救护工作的意见

现场救护是红十字运动的起源，是红十字会与红新月会国际联合会四项核心任务之一；是《中华人民共和国红十字会法》赋予红十字组织的七项职责之一，也是中国红十字会"生命工程"的重要内容。我国红十字组织依法开展现场救护及培训工作，经过培训的红十字救护员在参与自然灾害救助、处理突发事件、保障安全生产、普及救护知识、提高群众自救互救能力方面发挥了积极作用，为保护人的生命和健康作出了贡献。

我国属自然灾害多发国家，各种灾害、突发事件、意外伤害、生产事故时常威胁着人的生命与安全。开展现场群众性初级的救护工作对减少上述伤害而致的死亡和伤残将起到积极的作用。人们越来越迫切地要求了解和掌握自救互救技能。李岚清副总理曾指出："红十字会的工作非常重要，红十字会组织的群众性救护活动很好，一是培养助人精神，二是学习卫生救护常识，要大力提倡，进一步普及。"李副总理的指示，对我们的工作提出了新的要求。为贯彻李副总理的指示精神，落实《中国红十字会2000—2004年工作规划纲要》，大力开展全民参与的救护普及培训，拓宽工作领域，进一步提高红十字会救护整体水平和群众自救互救能力，在有人身伤害事故的现场，就有经过红十字会培训的红十字救护员参加现场救护，根据《中华人民共和国红十字会法》提出以下指导意见。

一、指导思想

贯彻《中华人民共和国红十字会法》中关于"为了保护人的生命和健康，发扬人道主义精神，促进和平进步事业"的宗旨；实现红十字运动七项基本原则和红十字会与红新月会国际联合会确定的"改善最易受损害群体的境况"的工作目标；大力开展全民参与的救护普及培训，为我国的社会和经济发展服务。

二、工作目标与任务

1. 2004 年前，救护普及人数达到当地人口总数的 0.5% ~ 1%。在乡镇、街道的每个红十字基层单位有 2~3 个红十字救护员。

2. 扩大培训范围，在现有行业救护培训的基础上，协调有关部门，在 2004 年前再拓展 2~3 个行业的救护培训。

3. 到 2004 年，在救护工作开展较好的省、自治区、直辖市及省辖市和一些行业系统中达到每 150~300 个人中有一名接受过救护培训并考核合格的红十字救护员。

4. 5 年内在省级红十字会建立 2~3 个全国区域性救护培训基地（依托区域性备灾救灾中心和红十字医疗机构）。

5. 加强开展救护工作的指导，规范培训教材。研究制定指导全国不同区域和不同层次的救护培训大纲，实行全国统一的救护培训师资标准及红十字救护员证件。

6. 制订总会及地方红十字会在紧急状况下组织红十字救护员配合医务人员进行现场医疗救护预案。

7. 有条件的地方开办以"一老一小"为服务对象的康复机构以及进行残疾儿童的教育和康复等项目。

三、措施和要求

（一）提高认识，加强领导

救护工作是红十字会的传统业务和主要工作之一。普及卫生救护和防病知识，进行初级卫生救护培训，提高群众自救互救能力，组织群众参加现场救护是《中华人民共和国红十字会法》赋予各级红十字会的职责。要全面理解救护工作的含义，它不仅是一般的救护和防病知识的普及，而且是社会主义精神文明建设、提高人口素质、促进安全生产和红十字社会服务的重要内容之一。

（二）加强管理、抓出实效

各级红十字会要有相应的职能部门或人员负责此项工作，要将此项工作列入年度计划和工作规划，实行目标管理责任制，明确分工，落实责任，抓出成效。总会将加强分类指导和检查，定期举办全国或区域性救护工作经验交流会及研讨会，总结经验，发现典型，推动工作。对工作中成绩突出的红十字会专职人员要给予奖励，推动救护工作全面发展。

（三）加强同政府及其他组织的协调与合作

各级政府有关部门对红十字会开展的卫生救护工作应予以支持。各级红十字会要加强同政府有关部门的协调及情况沟通，争取支持。严格执行国家的有关法律、法规，接受有关部门的监督审计。要协调有关团体和组织，深入社区开展卫生救护知识的普及，促使普及救护知识成为社区工作的重要内容之一。加强同其他组织的合作，争取共同发展。

（四）严格规范培训，确保培训质量

总会和省（自治区、直辖市）红十字会要积极建立救护培训基地，发挥指导和辐射作用。省级红十字会要特别重视师资培训，建立一支高素质的、稳固的师资队伍。地市级以下红十字会由各省根据实际情况分级管理。各级红十字会要按总会要求做到四统一，即统一教学计划，统一教材，统一质量标准，统一考核发证。在保护人的生命和健康方面发挥现场急救的作用。

（五）加大宣传和传播人道主义精神的力度

各级红十字会要注重救护工作的宣传，注意把开展救护培训同传播人道主义精神、同发展和壮大红十字组织、同职业培训、同精神文明建设结合起来。通过举办救护培训，扩大红十字会的影响，提高红十字会的声誉。

（六）加强与有关国家红十字会的合作与交往，及时吸取先进技术和经验，不断提高救护培训的水平。

中国红十字会总会　　教育部　　公安部　　民政部
国土资源部　　建设部　　铁道部　　交通部
卫生部　　民航总局　　国家林业局　　国家旅游局
国家安全生产监督管理局　中国电力企业联合会　中国商业联合会
二〇〇一年八月二十四日

文件链接2：

中国红十字总会　公安部　交通部
关于深入开展救护培训工作的通知
红总字〔2006〕50号

各省、自治区、直辖市红十字会，新疆生产建设兵团红十字会，各省、自治区、直辖市公安厅（局）、交通厅（委、局）：

为贯彻落实国家"十一五"规划关于加强公共安全建设的目标要求和温家宝总理关于"加强对职工的安全培训，增加职工的安全意识和自我防范能力"的重要指示精神，在中国红十字会总会、公安部、交通部等十五部门联合下发《关于印发〈中国红十字会关于广泛深入开展救护工作的意见〉的通知》（红十字〔2001〕44号）的基础上，为进一步发挥红十字会救护工作的资源优势，增强机动车驾驶人等高危从业人员的自我防护意识和自救互救技能，降低交通事故所致意外伤害的致残、致死率，切实保护人民的生命财产安全，促进和谐社会建设，现就在机动车驾驶人等高危行业从业人员中深入合作开展救护培训工作通知如下：

一、培训范围

公安民警、机动车驾驶人、客运乘务人员。

二、培训内容和形式

培训内容包括救护新概念、心肺复苏、创伤救护、常见急症、紧急避险以及针对公安和道路交通行业特点的救护知识和技能。

培训形式为理论知识讲授与救护技能实际操作相结合。

三、组织实施

（一）为确保培训工作的顺利开展，公安、交通部门要把自救互救知识和技能的培训作为岗前培训的必要内容，纳入驾驶人培训和考试体系之中。

（二）各级公安、交通部门要积极组织公安民警和机动车驾驶人等道路运输从业人员参加救护培训。

（三）交通部门在机动车驾驶人培训工作有关规定中，将卫生救护知识和技能纳入教学大纲，并督促驾驶人培训机构充分发挥红十字会在救护培训工作中的资源优势，主动邀请经红十字会认可的专业人员到驾驶人培训机构授课。公安部门在驾驶人考试大纲中增加救护知识的相关内容。

参加培训人员在完成教学大纲规定的救护课程并经理论知识与实际操作考核合格后，可获得由红十字会颁发的《红十字救护员证》。

四、有关要求

（一）提高认识，加强领导。各级公安、交通部门要积极支持红十字会救护培训工作，各级红十字会要主动配合公安、交通部门搞好高危从业人员的救护培训工作。要切实提高对开展职业安全知识和现场救护培训工作重要性的认识，加强组织领导，明确人员负责。

（二）注重培训质量，严格考核发证。各地应根据培训对象的特点制订培训计划，确保培训教学质量，严把考核发证关口。

（三）坚持公益服务，加强协作配合。红十字会在开展救护培训工作中，应坚持公益性原则，不以营利为目的。根据实际情况，与公安、交通部门及驾驶人培训机构积极协商，共同确定培训方法、合作方式，确保培训工作取得实效。

中国红十字会总会
中华人民共和国公安部
中华人民共和国交通部
二〇〇六年八月十四日

项目三 学习警务现场急救的现实意义

【相关知识】

一、职责形势发展的需要

（一）学习警务现场急救是形势发展的需要

当代社会，警察的社会职能在不断地延伸，人民群众对警察的服务需求也在逐步地提高，因此世界上发达国家的警察均已将现场急救列入警务职责范围，并且制定了一系列培训及操作规范。近年来，随着我国警务改革的不断发展，人们对警察履行现场急救职责的呼声也越来越高。为适应形势发展的需求，我国大部分地区的公安机关、行政司法单位都已经将警务急救技能作为人民警察必须具备的岗位技能之一，在行业岗位练兵、技能训练和干警培训等业务活动中逐步普及。

（二）学习警务现场急救是警察岗位职责的需求

无论是刑事案件、民事纠纷、交通事故，还是监狱、劳教、戒毒等管教场所，几乎所有警务行为都可能面临人员伤亡的紧急情况。作为首先抵达现场的警察，熟练掌握警察现场急救的知识和技能，不失时机地进行有效的现场救护，既可以做到切实保护人民群众的生命财产安全，同时还可以提高警务人员应对突发事件的处置能力和自救与互救能力，具有非常重要的现实意义。

二、警务人员提高自身素质的需要

"学习急救、救人自救"的理念，在欧美等发达国家早已深入人心，有些城市更是把急救知识作为国民素质教育内容之一列入学校必修课程，确保每一个公民从小就掌握急救知识。

我国属自然灾害多发国家，各种灾害、突发事件、意外伤害、生产事故时常威胁着人们的生命与安全。开展现场群众性初级救护工作对减少上述伤害导致的死亡或伤残将起到积极的作用。因此，人们对于掌握急救知识和自救互救技能的需求显得更加迫切。

警察是保护人民生命安全的忠诚卫士，是维护社会治安的骨干力量，而警察所具备的职业技能是警察更好地履行其职责的最根本保证。随着时代的发展和社会的进步，警察必须要拓展、提高其职业技能水平，而警务急救技能的掌握也就成为警察自身素质提高的重要途径之一。

三、为人民服务方针的需要

长期以来，警察担负着预防和打击各类犯罪活动、保护广大人民群众生命财产安全的重任，维护了社会的和谐与稳定，捍卫了国家的尊严和安全，赢得了人民的爱戴与信任。"有困难，找警察"，是人民群众对警察的高度信任和警察岗位职责的具体写照。随着警察的社会服务职能不断延伸，现代警察不但要会侦查破案，打击犯罪、排除险情，还要会现场急救、转运伤病员，这对警察的岗位技能提出了更高的要求。因此，每位警察应具备一专多能，努力学习新知识、新技术，掌握现场急救的知识和技能，不断提高自身的业务素质，能应对各种复杂的情况，救死扶伤，排除险情，解决人民群众的痛苦，真正把为民服务的方针落到实处。

【学习要求】

人民警察肩负"维护社会治安秩序、保护公民人身安全"的重要使命，参加现场急救，为民排忧解难既是其法定的义务，又是其义不容辞的责任。本项目的学习旨在引导和教育有志于从事警察事业的广大警务化专业学员，充分认识警务人员学习和掌握现场急救相关知识和技能的重要意义。

【注意事项】

急救知识的学习、急救技能的掌握，对每个人来讲并非难事，但传统观念的转变却需要较长的过程。只有端正思想，转变观念，充分认识现场急救在警务工作中的重要性，才能真正做到将急救知识、技能牢固掌握，学以致用，才能把为民服务的思想转化成为民服务的本领，体现新时期政法干警"忠诚、为民、公正、廉洁"的核心价值观。

【思考与练习】

结合个人岗位实训经历，谈谈你对警务人员学习现场急救知识必要性的认识。

【延伸阅读】

为了不断加强司法警察队伍的建设，提高司法警察队伍的整体素质，近年来，全国各地司法行政系统结合当前正在开展的政法干警核心价值观主题教育实践活动，开展了不同形式的岗位练兵和技能培训活动，现场急救知识与技能训练成为司法警察岗位技能培训的热点内容之一。

新闻链接1

铁东检察院开展司法警察岗位练兵活动

为贯彻、执行高检院执法规范化指示精神，根据《辽宁省检察机关司法警察开展岗位练兵活动实施方案的通知》要求，提升司法警察素质，铁东检察院司法警察大队全体干警在主管检察长带领下，到辽宁公安教育培训中心进行了为期一天的集中培训活动，拉开了司法警察练兵活动的序幕。

铁东检察院党组高度重视司法警察队伍建设，不断提升司法警察处置突发事件、应对危机的能力，把对司法警察的实战培训作为重要内容。经过与辽宁公安教育培训中心共同研究协商，决定对10余名司法警察进行现场急救技术、人民警察礼仪、警棍及手铐使用、手枪实弹射击等科目的学习培训。法警们放弃周日休息，在公安教育培训中心教官的精心训导下，完成了培训项目。法警们一致表示，这次培训一方面有助于提升法警队伍处置突发事项、危机处理的能力，另一方面也能有效减少、避免因处置突发事项不当引发的事故发生。同时，通过培训，也进一步规范了法警职业操守和履职行为。（本新闻来源：民心网）

新闻链接2

28名警察入院集训急救技能

记者获悉，来自城关分局特勤大队和铁西村派出所的28名民警8月17日在省二院培训中心接受了急救知识培训和急救技能训练。

据了解，此次培训班将最新的急救理论课程和大量的技能操作训练结合起来，采用先进的模型设备，邀请具有丰富急救经验和培训技巧的急诊科和骨科医师，对常见急症的应急处理、心肺复苏术、外伤止血包扎、颈椎损伤的固定搬运等常用急救技能进行了模拟训练，实现了培训的预期效果，得到了参训警员的一致好评，他们纷纷表示，要把这次培训学到的知识和技能充分应用到实际工作中去，更有效地挽救生命。（本新闻来源：每日甘肃网、科技鑫报）

医学基础知识

◆

　　现场急救的对象是人，如果对人体结构不熟悉，即使警务人员学习的仅是最基本的急救技术，也不能正确地施救。警务人员在学习过程中，不仅要了解人体各个系统的基本结构和功能，还应了解各个系统之间的相互关系，这些基本知识是实施现场急救的基础。

　　人体由不同的独立系统所组成，每个系统都有自己的功能，以维持机体的生存和生长。人的组织和器官有代偿功能，某些丧失功能或功能不全的组织或器官可以被代替，以保证机体处于平衡的状态。人体生存具有一些生命迹象，是人体基本的生命活动。为了更好地掌握现场急救知识，本单元将就人体解剖生理进行简要介绍。

项目一　人体结构及生理常识

【相关知识】

一、运动系统

　　运动系统包括骨、骨骼肌和骨连结三个部分，骨以不同形式连接在一起，构成骨骼，形成了人体的基本形态，并为肌肉提供附着，在神经系统的支配下，肌肉收缩，牵拉其所附着的骨，以可动的骨连结为枢纽，产生杠杆运动。

　　骨骼系统能支撑身体的框架以及保护躯体的内脏器官。虽然骨骼相对坚硬，可以承受某种程度的攻击或压力，但由于疾病或创伤，骨骼可能发生断裂或移位，导致骨折。骨骼系统是复杂的，人体全身共有206块骨头，以其科学的排列组合起着支撑身体、保护内脏的作用（见图2-1）。

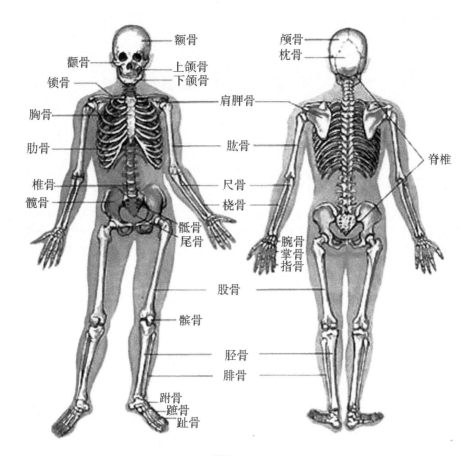

图 2 - 1

（1）颅骨：主要负责保护大脑，解剖学上把颅骨分为脑颅和面颅。其中，脑颅在幼儿期尚未发育完全，所以骨与骨之间存在缝隙，并在头的顶部和枕后部形成两个没有骨头覆盖的区域，称为囟门。随着幼儿的生长发育，颅骨逐渐愈合，形成完整的脑颅。不要把幼儿的囟门误认为凹陷性骨折。而面颅为颅的前下部分，包含眶、鼻腔等结构，构成面部的支架，主要作用是保护眼睛和鼻腔，可移动的下颌骨使人能够讲话和咀嚼食物（见图 2 - 2）。

（2）脊椎：具有保护脊髓和支撑上体的功能。脊椎骨是一节一节由肌肉和韧带连在一起的，共26节，脊髓贯穿其中，椎骨间有椎间盘和关节等。脊椎从上至下的前7节为颈椎骨，颈椎骨下面12节为胸椎骨，胸椎骨与肋骨相连，胸椎骨下5节为腰椎骨，腰椎骨下面为骶骨，由5节融合成一个整体。骶骨下面是尾骨，由连在一起的4块小骨组成。

（3）胸骨：用于保护心脏和肺（见图 2 - 3）。胸骨与12对肋骨环绕连接，肋骨又与脊椎骨相连，胸骨与上面7对肋骨相连，胸骨的最下方为剑突，剑突的位置极为重要，它是实施心肺复苏术的按压基准点。第8～10对三对肋骨与第7对肋骨相连，而不直接与胸骨连接，第11～12对两对肋骨不与胸骨相连。胸骨以下，即横膈膜以下属于腹部，是人体内脏的位置。内脏靠脊椎和腹肌保护。

（4）骨盆：负责保护泌尿生殖器官和部分消化器官。形状似盆，男性骨盆狭小而长，女性盆骨宽大而短。

（5）上肢骨骼：可使上肢运动。锁骨位于胸廓上端，与胸骨及肩胛骨相连，主要辅助肩臂运动。肩胛骨位于胸廓后部上方，左右各一块，与锁骨及臂骨相连。肱骨即上臂骨，上端与肩胛骨相连，下端与前臂骨相连。桡骨为前臂骨的一部分，位于前臂骨外侧，末端与手骨相连，上端与肱骨相连。尺骨与桡骨并行，共同组成前臂骨。

（6）下肢骨骼：可使人体站立和行走。股骨，上端与骨盆相连，下端与膝关节相连，是人体管状骨中最大的骨骼。髌骨，与股骨和胫骨相连，使腿能够屈伸活动。胫骨位于小腿内侧，上端紧接于股骨下端，并与髌骨相连，下端与跗骨相连。腓骨位于小腿外侧，与胫骨并行，但上端不直接与股骨及髌骨相接，而与胫骨上端相连，下端与足跟骨相连。跗骨位于胫骨和腓骨下方，由 7 块小骨连接而成。蹠骨位于跗骨和趾骨之间，依次排列为 5 块。

（7）关节：骨与骨的连接处，保证在一定范围内自由活动。韧带和肌腱也是关节的组成部分，韧带把骨与骨连接在一起，肌腱则把肌肉与骨连接在一起。与骨骼一样，韧带和肌腱同样会受伤或断裂，而且受伤时会产生巨大疼痛。

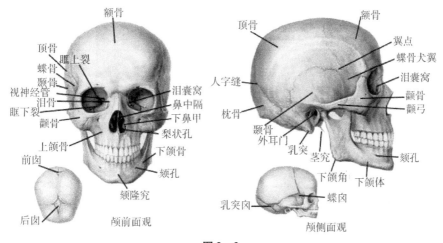

图 2－2

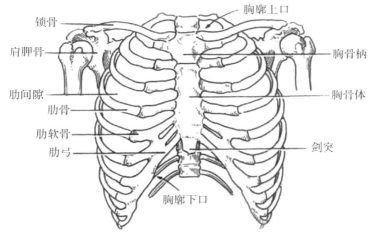

图 2－3

二、肌肉系统

肌肉系统大体分为骨骼肌、平滑肌和心肌三种。骨骼肌在大脑神经系统支配下运动，平滑肌和心肌则自动工作而不受意识支配。其中，平滑肌主要分布在内脏空腔脏器中，如消化系统和泌尿系统。心肌指的是心脏肌肉，由于心肌自身特点，比起骨骼肌和平滑肌，对缺氧更加敏感，容易因缺氧出现心肌梗死。

骨骼肌共600块，由肌腹和肌腱组成，分布全身（见图2-4）。颈部肌肉连接头部、锁骨与胸骨，呈圆柱状，可使头部进行运动。后背肌位于后背上部并支撑双肩。胸大肌位于胸部。肱三头肌位于大臂根部与肩膀相接，使得双臂运动。三角肌与肱二头肌相连，使得双臂运动，医生注射时一般也会选择这块肌肉。横膈膜的功能在于控制腹部伸张与收缩。腹肌由一组肌肉组成，支持人体直立并保护内脏。臀肌位于臀部，帮助双腿进行运动，股四头肌即大腿肌肉位于大腿部位，保证大腿部运动。小腿肌位于小腿后部，可使身体站立并推动人体行走或跑动。

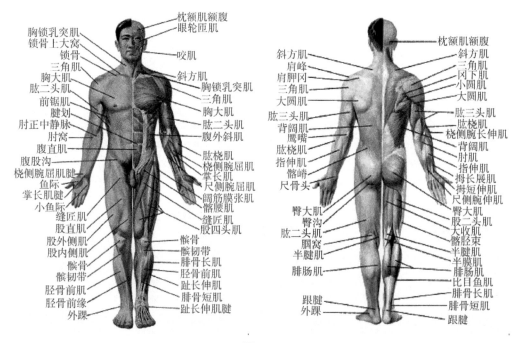

图 2 - 4

三、神经系统

神经系统可分为中枢神经系统、周围神经系统和自主神经系统。

中枢神经系统是整个神经系统的中心，由大脑和脊髓组成。大脑位于颅腔内，由大脑、小脑、间脑和脑干组成，它发出指令，通过中枢神经传达到全身各个部位（见图2-5）。其中脑干又分为延髓、脑桥和中脑，是调节呼吸和心跳的基本生命中枢。脊髓位于椎管内，具有传导和反射等功能。

周围神经系统包括脑神经和脊神经，可从中枢神经接收或向中枢神经传递信息，因而可以控制肌肉伸展或收缩运动。感觉神经将所感受到的信息传递给大脑，大脑立即对所收到的信息进行分析，并通过运动神经作出相应反应，如疼痛等。

自主神经系统，又称植物性神经系统，是支配内脏器官的平滑肌、心肌腺体的神经，主要分布于内脏、心血管和腺体。由于内脏反射通常不能随意控制，故名自主神经系统。

人脑主要内部结构

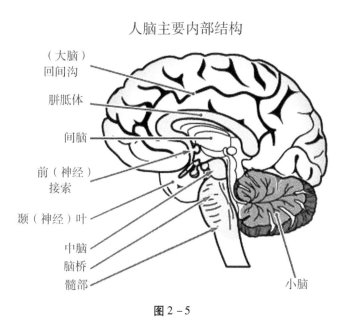

（大脑）
回间沟

胼胝体

间脑

前（神经）
接索

颞（神经）叶

中脑
脑桥
髓部

小脑

图 2 - 5

四、呼吸系统

呼吸系统的基本功能是向全身输送氧气，并把体内代谢的二氧化碳排出体外。呼吸包括三个环节：外呼吸、气体在血液中运输及内呼吸（见图 2 - 6）。呼吸系统分为上呼吸道和下呼吸道两部分（见图 2 - 7）。

上呼吸道：呼吸系统的运动是从空气经过口鼻开始的，经过咽、喉部到达气管。咽喉部有一叶状器官——会厌，位于下呼吸道的口端，以免食物或液体在吞咽时进入气管。

下呼吸道：气管是连接上呼吸道与肺部的通道，气管下端分叉为支气管，支气管再次分叉为细支气管，最后细支气管末端连接一簇簇肺泡，肺泡是肺叶内氧气与二氧化碳进行交换的地方。

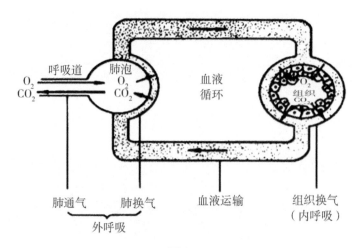

图 2 - 6

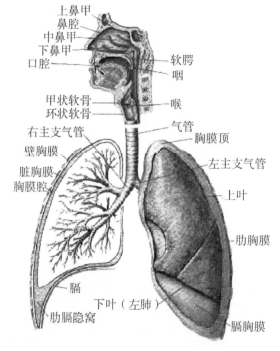

图 2 - 7

五、循环系统

循环系统的功能在于向人体组织输送新鲜血液，新鲜血液中包含氧气和营养。如果供血不足，就会导致生命危险。循环系统的基本结构（见图 2 - 8）：

心脏——三分之二位于正中线左侧，由左、右心房和左、右心室组成。心脏有节律地收缩和舒张，如同一台水泵，将血液压送到全身各个器官（见图 2 - 9）。

血管——由动脉、静脉和毛细血管组成。

血液——由血浆和液体组成。血流的分布和流动可以调节体温。血浆中的红细胞是主要的携氧细胞，白细胞参与免疫和防护，血小板具有生理止血和促进凝血等功能。

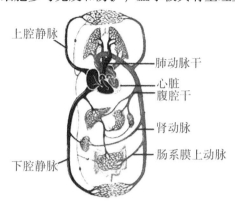

图 2 - 8

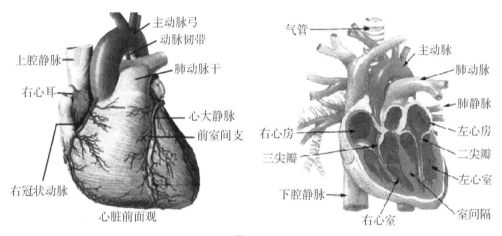

心脏前面观

图 2 - 9

六、消化系统

消化系统的主要功能是消化食物、吸收营养和排出粪便。食物被嚼碎后转化成糖分以及其他营养物质，继而被身体各器官吸收。糖分以及其他营养物质又转化为细胞可以直接吸收的葡萄糖。而对人体无用的代谢产物以粪便和尿液的形式被排出体外。

消化器官包括实心器官和空心器官两种（见图 2 - 10），实心器官可能因创伤而造成内出血，内出血在现场很难得到控制，需要到医院进行手术止血。空心器官如果受到创伤，器官内的物质会进入腹腔之内，这些含有酸碱的物质会严重损害腹腔，甚至造成生命危险。

实心脏器包括：

肝脏——合成和储存消化用的胆汁，还可对血液中的有害物质起一定过滤作用，为此血液在循环过程中必须通过肝脏。

胰脏——合成并分泌消化用的胰腺酶，同时还合成和分泌胰岛素。

空心脏器包括：

食管——连接口腔与胃的管状器官，食管四壁为平滑肌，负责将食物及水分送到胃中。

胃——分解食道进入的食物，使其更容易为人体所吸收，食物靠酸与酶进行分解。

胆囊——通过分泌由肝脏合成出来的胆汁帮助消化食物。

小肠——消化系统中最大的器官，包括空肠和回肠，其中90%的消化功能由小肠承担。

大肠——功能在于最后对食物中的水分进行吸收，并准备将废物排出体外。

阑尾——位于脐和髂前上棘连线中外三分之一处，是依附于大肠的一小段器官，其功能不详，但阑尾比较容易发炎。

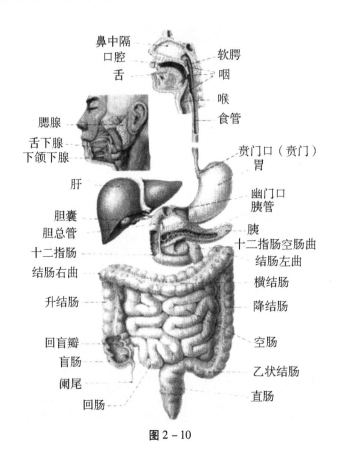

图 2-10

七、泌尿系统

泌尿系统包括肾脏、输尿管、膀胱和尿道（见图2-11）。肾脏为左右对称的一对器官，位于腹膜后腔。肾脏的功能是过滤血液，生成尿液，排出代谢终产物，因此在循环过程中，血液必须通过肾脏过滤而得到清洁。尿液经输尿管进入膀胱，再进入尿道排出体外。此外，肾脏还有内分泌功能，分泌 Vit D_3 等活性物质。

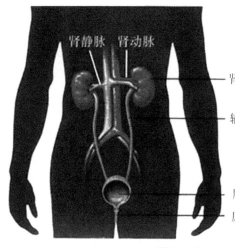

肾静脉　肾动脉

肾脏（形成尿液）

输尿管（输送尿液）

膀胱（暂时贮存尿液）

尿道（排出尿液）

图 2 – 11

八、内分泌系统

内分泌系统由可分泌激素的腺状组织组成，包括甲状腺、肾上腺、脑垂体、胰岛等组织（见图 2 – 12）。甲状腺是人体内最大的内分泌腺，主要分泌甲状腺素。脑垂体是体内最重要的内分泌腺，可分泌七种激素。激素对人体相应的靶器官和靶细胞产生作用。如胰脏分泌的胰岛素可分解体内的葡萄糖。如果人体停止分泌胰岛素，葡萄糖就不能被细胞所吸收代谢，血糖水平就会升高，这就是糖尿病患者需要注射胰岛素的原因。

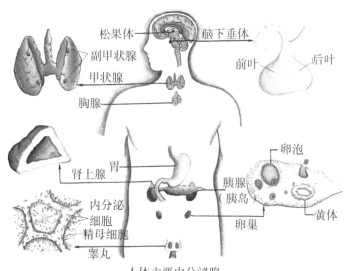

松果体　　　脑下垂体

副甲状腺　　　前叶　　后叶

甲状腺

胸腺

肾上腺　胃

内分泌细胞　　　胰腺（胰岛）

精母细胞　　卵泡

睾丸　　　卵巢　　黄体

人体主要内分泌腺

图 2 – 12

九、生殖系统

生殖系统分为男性生殖系统和女性生殖系统。生殖系统的功能在于维系人类的繁衍。生殖器官包括内生殖器和外生殖器，内生殖器可产生激素，如男性的睾丸，产生雄激素，女性的卵巢产生雌激素和黄体酮。雄激素使得男性身体强壮宽大，产生胡须，嗓音低沉，并制造精子。雌激素促使女性乳房发育并改变体态，黄体酮则帮助子宫接受受精卵，并促进乳房合成乳汁哺乳婴儿。卵巢、输卵管以及子宫都位于盆腔之内，如果女性受孕，子宫将随着胎儿的生长而扩大。阴道则是婴儿分娩时的产道以及月经排出体外的通道。而外生殖器位于体外，男性包括阴囊和阴茎，阴茎的功能在于排精以及排尿，女性包括阴唇、阴道前庭等。

十、皮肤

皮肤是人体最大的器官组织，由不同的软组织组成，汗腺、毛囊和神经末梢都位于皮肤表面（见图2－13）。

皮肤除了将所有人体组织包容其中之外，还能防止细菌、病毒侵入体内，对机体起到保护作用，形成一道天然屏障。

皮肤的另一个功能是保持体温，皮肤内的汗腺向皮肤表面分泌汗液，汗液蒸发有助于降低体温。在高温环境下或发烧的时候，血管扩张并接近皮肤表面，使热量容易散发。而在低温条件下，血管将自动收缩到皮肤深处，热量不容易散出体外。但是长时间置身于高于或低于体温的环境，人体皮肤的调节功能便会遭到破坏。

皮肤对冷、热、触摸、疼痛以及压力均有敏锐的感觉，并将上述感觉立即传递给中枢神经。皮肤的神经末梢受到刺激后，会立即作出反应，如果人体感到不适，就会自动远离这种刺激，甚至可以比大脑更快地作出反应。例如，人体某个部位无意中碰到火炉上，大脑还没来得及判断，接触到火炉的部位就会迅速抽回。

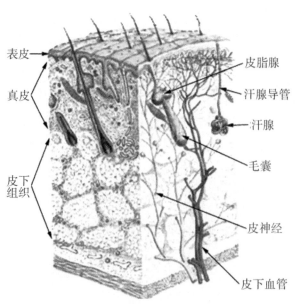

表皮
真皮
皮下组织
皮脂腺
汗腺导管
汗腺
毛囊
皮神经
皮下血管

图2－13

本项目简要介绍了人体主要解剖结构和组织系统功能以及两者在维持生命延续中的功能和作用。各系统既独立，又相互依赖。为此，本项目要求警务人员通过以上学习，了解人体上述各系统及其相互之间的关系。尽管人体系统是错综复杂的，但对人体结构的熟悉，可帮助警务人员在急救现场作出正确的判断，并采取专业有效的救护措施，以便更好地抢救病员的生命和维护他们的健康。

【学习要求】

没有对人体解剖生理知识的掌握，就不可能正确地施展急救。在实际的急救工作中会遇到各种病例，我们需要对遇到的疾病或者损伤涉及的解剖生理有正确的认识，才能为我们成功急救打下基础。本项目内容较多，我们在学习中要注意将理论联系实际，除了课堂上认真听讲外，课后也要通过图示认识解剖生理结构。

【注意事项】

本项目牵涉了人体的九大系统，然而在实际的急救工作中，我们要重点掌握关于循环系统、呼吸系统以及神经系统的知识。

【思考与练习】

1. 根据皮肤组织的结构和生理，分析皮肤与体温及感觉的关系。
2. 心脏在循环系统中的主要作用是什么？

项目二　人体的重要生命体征及意义

【相关知识】

人体重要的生命体征包括脉搏、呼吸、体温、血压和神经反射等。它们是维持机体正常活动的支柱，缺一不可，不论哪项异常都会导致严重或致命的疾病，同时某些疾病也可引起这五个体征的变化或恶化，而在某些情况下，它们的逐渐正常也代表着疾病的好转，生命由危转安。如心跳骤停时，出现意识丧失、无血压等症状，表示由安转危，经抢救后，逐渐恢复正常。为此，如何判断它们的正常和异常，已成为每个警务人员的必备知识和技术，现将五大生命体征简述如下：

一、脉搏

心脏舒缩时，动脉管壁有节奏的、周期性的起伏叫脉搏。检查脉搏通常用两侧桡动脉或颈动脉。正常脉搏次数与心跳次数相一致，节律均匀，间隔相等。白天由于进行各种活动，血液循环加快，因此脉搏快些；夜间活动少，脉搏慢些。婴幼儿 120 ~ 140 次/分，儿童 80 ~ 120 次/分，正常成人 60 ~ 100 次/分，老年人可慢至 55 ~ 75 次/分。

检查脉搏通常采用直接检查桡动脉或颈动脉的方法，具体操作如下：①桡动脉：先让病人安静休息 5 ~ 10 分钟，手平放在适当位置，坐卧均可。检查者将右手食指、中指并齐按在病人手腕段的桡动脉处，压力大小以能感觉到清楚的动脉搏动为宜。②颈动脉：颈动脉位于气管与胸锁乳突肌之间，喉结（甲状软骨上端）旁开两个横指处，检查方法同桡动脉。

下列情况属于异常脉搏：①脉搏增快（≥100次/分）：生理情况有情绪激动、紧张、剧烈体力活动、气候炎热等。病理情况有发热、贫血、心律失常、休克等。②脉搏减慢（≤60次/分）：颅内压增高等。③脉搏消失：多见于重度休克、重度昏迷病人等。

二、呼吸

呼吸是呼吸道和肺的活动。人体通过呼吸，吸进氧气，呼出二氧化碳，是重要的生命活动之一，一刻也不能停止，也是人体内外环境之间进行气体交换的必要过程。

正常人的呼吸节律均匀，平静呼吸时，成人12～20次/分，儿童30～40次/分，儿童的呼吸频率随年龄的增长而下降，逐渐达到成人的水平。呼吸次数与脉搏次数的比例为1:4。

呼吸的计数可通过观察病人胸腹部的起伏次数，一吸一呼为一次呼吸。

某些情况下会发生呼吸频率的改变：①呼吸增快（>24次/分）：正常人见于情绪激动、运动、气温增高。异常者见于高热、肺炎、贫血等。②呼吸减慢（<10次/分）：见于颅内压增高和安眠药中毒等。正常人呼吸深浅适宜，病理情况下，如严重的代谢性酸中毒、糖尿病酮中毒，呼吸会出现深而大的改变。

三、体温

体温指机体深部的平均温度，人的正常体温比较稳定，常有种种因素使其发生变化，但变化有一定规律，正常人的体温在24小时内略有波动，一般情况下波动幅度不超过1℃。生理情况下，体温于早晨略低，下午或运动和进食后稍高。老年人体温略低，妇女在经期前或妊娠时略高。临床上常用腋窝温度、直肠温度及口腔温度来表示体温。

由于比较方便而且不容易发生交叉感染，腋窝温度检测是测量体温最常用的方法。具体方法如下：擦干腋窝汗液，将体温计的水银端放于腋窝顶部，用上臂将体温表夹紧，嘱病人不能乱动，10分钟后读数，正常值为36℃～37.3℃。

病理情况下，体温出现异常：①体温升高：37.4℃～38℃为低热，38.1℃～39℃为中度发热，39.1℃～41℃为高热，41℃以上为超高热。体温升高多见于细菌性痢疾、肺炎、甲亢、中暑、流感以及外伤感染等。②体温低于正常：见于休克、大出血、年老体弱、重度营养不良、在低温环境中暴露过久等。

四、血压

推动血液在血管内流动并作用于血管壁的压力称为血压，一般是指动脉血压。心室收缩时，动脉内最高的压力称为收缩压；心室舒张时，动脉内最低的压力称为舒张压。

正常成人收缩压为90～140mmHg，舒张压为60～90mmHg。新生儿收缩压为50～60mmHg，舒张压为30～40mmHg。在40岁以后，收缩压可随年龄增长而升高。

我们常用水银血压计测量血压，具体方法如下：一般选用上臂肱动脉为测量处，病人取坐位，暴露并伸直肘部，手掌心向上，打开血压计，平放，使病人心脏的位置与被测量的动脉和血压计上的水银柱的零点在同一水平线上。放尽袖带内的气体，将袖带缚于上臂，勿过紧或过松，塞好袖带末端，戴上听诊器，在肘窝内摸到动脉搏动后，将听诊器的头放在该处，并用手按住稍加压力。打开水银槽开关，手握加压球，关闭气门后打气，一般使水银柱升到 160～180mmHg 即可。然后微开气门，慢慢放出袖带中的气体，当听到第一个微弱声音时，水银柱上的刻度就是收缩压。继续放气，当声音突然变弱时水银柱上的刻度为舒张压。如未听清，可将袖带内气体放完，使水银柱降至零位，稍停片刻，再重新测量。

临床上常见血压异常包括：①高血压：成人的收缩压 ≥140mmHg，舒张压 ≥90mmHg。肾血管疾病、颅内压增高、动脉粥样硬化性心脏病、饮酒、吸烟等可引起高血压。②低血压：成人的收缩压 ≤190mmHg，舒张压 ≤60mmHg，多见于休克、心肌梗死、心功能不全的病人。

五、神经反射

神经反射指机体在中枢神经的参与下，对内外环境的刺激作出的规律性的应答。神经反射包括非条件反射和条件反射，其中，非条件反射是人生下来就具有的，如打喷嚏、瞳孔反射等，而条件反射是后天训练出来的。

神经反射是通过反射弧来完成的。反射弧分为感受器、传入神经、神经中枢、传出神经、效应器五个部分（见图 2－14）。反射具体的过程如下：一定的刺激作用于感受器，感受器发生了兴奋，兴奋以神经冲动的方式由传入神经传向中枢，通过中枢的分析与综合活动，中枢产生兴奋，中枢的兴奋又经一定的传出神经到达效应器，使效应器发生相应的活动。

通过对病伤员神经反射的检查，可以判断其意识状态。当伤病员深度昏迷或者死亡时，病伤员的瞳孔反射会消失，对疼痛刺激无反应。

大量实验研究和临床证实，由各种伤病因素导致心跳骤停后，呼吸也即终止，脑组织会在 4～6 分钟后发生不可逆转的损害。一般心跳停止 3 秒钟即发生头晕；10～20 秒钟即发生缺血，血压下降；40 秒钟出现抽搐，摸不到脉搏；呼吸骤停 60 秒钟后，大小便失禁，体温下降，甚者生命终止等。由此可见，这五个生命体征，在正常情况下，互相协调、配合，维持人体正常生理活动；而在人体异常情况下，它们也会互相影响，继而发生危险症候群，甚者危及生命。所以说，脉搏、呼吸、体温、血压和神经反射是生命的支柱，是生命的基础。

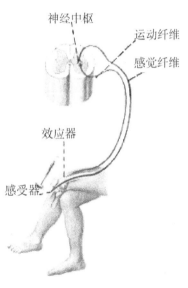

神经中枢
运动纤维
感觉纤维
效应器
感受器

图 2－14

【学习要求】

掌握好人体的五个生命体征，是我们正确判断病人的受伤情况和是否需要进行急救的前提，也是进行急救后正确评价我们的急救措施是否有效的重要参考指标。因此在学习中，对这五个体征的意义及相应正常值的范围要熟悉。另外，我们要结合实际的情况，思考在没有专业仪器和设备之下，如何较准确地判断病人的身体情况。

【思考与练习】

1. 根据呼吸系统的结构和生理，分析窒息形成的机制。

2. 反射的基本原理是什么？

警务现场急救常用药品与器材

项目一 了解常用急救药品

【相关知识】

一、用于心肺复苏的常用药品

（一）抗休克血管活性药

1. 肾上腺素

适应症：主要用于抢救心脏骤停、过敏性休克，如青霉素等引起的休克。

用法：可肌注或静注，成人每隔 3～5 分钟使用 1mg，儿童则按 0.1mg/kg 体重计算剂量。

不良反应：心悸、头痛，有时可引起心律失常。

注意事项：高血压、心脏病、糖尿病、甲亢、外伤性及出血性休克等患者慎用。有心脏性哮喘者忌用。

2. 多巴胺

适应症：主要用于各种类型的休克、心力衰竭。

用法：只能静注，一般以每分钟 2～5μg/kg 体重较宜，临床以 40～100mg 加入 5% 葡萄糖 250～500ml 静脉滴注。

不良反应：主要是剂量过大或注射速度过快引起的心动过速、心律失常以及肾动脉收缩导致肾功能不全。

注意事项：使用前应补充血容量及纠正酸中毒。

3. 阿拉明（间羟胺）

适应症：主要用于休克的治疗。

用法：静注，一般以每分钟 5～10μg/kg 体重较宜。

不良反应：头痛、恶心、呕吐、心动过速及高血压等。

注意事项：糖尿病、甲亢、器质性心脏病及高血压病人忌用。不宜与洋地黄或其他拟肾上腺素药并用，否则可致异位节律。

4. 阿托品

适应症：①心脏骤停，特别是迷走反射和阿斯综合征所致的心搏骤停；②各种内脏绞痛；③迷走神经过度兴奋所致的窦房阻滞、房室阻滞等缓慢型心律失常；④抗感染中毒性休克；⑤解救有机磷酸酯类中毒；⑥全身麻醉前给药；⑦眼科用药，如急性虹膜睫状体炎。

用法：口服：0.3~0.6mg，每日3次；静注：每次0.5~1.0mg，中毒解毒时根据中毒程度给药0.5~10mg。

不良反应：口干、视物模糊、皮肤干燥、心动过速、瞳孔散大等。

注意事项：高热、心动过速、腹泻者和老年人慎用。青光眼、幽门梗阻及前列腺肥大者禁用。

（二）强心药

地高辛

适应症：用于急慢性心功能不全者，尤其伴有心房颤动、心房扑动者。

用法：口服每次0.125~0.25mg。

不良反应：心律失常、房室传导阻滞及消化道反应等。

注意事项：严重心肌损害及肾功能不全者慎用，禁与钙剂合用。

（三）呼吸中枢兴奋药

1. 可拉明（尼可刹米）

适应症：用于中枢性呼吸抑制及循环衰竭、麻醉药及其他中枢抑制药的中毒，如吗啡中毒。

用法：肌注或静注，0.25~0.5克/次。

不良反应：大剂量可引起血压升高、心悸、出汗、呕吐、心律失常及惊厥。

注意事项：出现惊厥时用硫喷妥钠静注控制。

2. 洛贝林（山梗菜碱）

适应症：用于新生儿窒息、吸入麻醉药及其他中枢抑制药的中毒，一氧化碳、阿片中毒以及肺炎引起的呼吸衰竭。

用法：肌注或静注，3毫克/次，必要时半小时重复。极量20毫克/日。

不良反应：恶心、呕吐、腹泻、头痛、眩晕；大剂量可引起心动过速、呼吸抑制、血压下降甚至惊厥。

注意事项：静注速度宜慢。

（四）糖皮质激素

地塞米松（氟美松）

适应症：用于各种急性严重的过敏性疾病，严重的支气管哮喘及各种原因引起的休克等。

用法：肌注或静注，每次2~6mg。

不良反应：大剂量引起血糖升高。

注意事项：有癫病史及精神病史者忌用。溃疡病、血栓性静脉炎、活动性肺结核、肠吻合术后病人慎用。

（五）血管扩张药

1. 硝酸甘油

适应症：用于冠心病心绞痛的治疗及预防，也可用于降低血压或治疗充血性心衰。

用法：舌下含服，每次0.3~0.6mg，如果无效，5分钟后再用一次。

不良反应：头痛、心动过速、体位性低血压等。

注意事项：青光眼患者禁用。

2. 硝苯地平（心痛定）

适应症：用于冠心病心绞痛、高血压及高血压危象，尤其是高血压合并冠心病的治疗。

用法：舌下含服，每次 20mg。

不良反应：头痛、面色潮红、恶心、呕吐、口干、眩晕、心悸等。

注意事项：孕妇和早期心肌梗死患者禁用。

（六）平喘药

氨茶碱

适应症：用于支气管哮喘、急性心功能不全的心源性哮喘、慢性哮喘型支气管炎。

用法：静注，每次 0.25～0.5g。

不良反应：大剂量时可引起心悸、心律失常、血压下降，严重者出现惊厥。

注意事项：孕妇慎用。急性心梗、低血压、严重冠状动脉硬化患者忌用。

二、作用于神经系统的常用药品

（一）镇痛药

1. 吗啡

适应症：具有强烈中枢镇痛作用，缓解急剧疼痛，如外伤性疼痛、癌性疼痛、烫伤、胆绞痛、肾绞痛等，对心源性哮喘也有一定效果。

用法：口服或皮下注射，每次 5～10mg。

不良反应：低血压、排尿困难等，大剂量会出现急性中毒，最后导致呼吸麻痹性死亡。

注意事项：连续用药容易成瘾。脑水肿、颅脑外伤、肺心病、呼吸不稳定、哮喘者，孕妇和新生儿禁用。

2. 杜冷丁（哌替啶）

适应症：具有与吗啡相似的中枢及外周作用，但是镇痛强度比吗啡弱，持续时间较吗啡短。但成瘾性较轻，在临床上代替吗啡用于镇痛治疗。

用法：肌注或皮下注射，每次 25～100mg。

不良反应：恶心、呕吐、头昏、头痛、出汗、口干等。过量可致瞳孔散大、血压下降、心动过速、呼吸抑制、幻觉、惊厥、昏迷等。

注意事项：同吗啡。

（二）解热镇痛抗炎药

安痛定（含安基比林、安替比林、巴比妥）

适应症：具有解热、镇痛及抗炎作用。主要用于发热、头痛、偏头痛、神经痛、牙痛及风湿痛。

用法：肌注，2～4 毫升/次。

不良反应：偶见皮疹或剥脱性皮炎，极少数过敏者有粒细胞缺乏症。

注意事项：体质虚弱者防止虚脱；贫血、造血功能障碍患者忌用。

（三）镇静药

安定（地西泮）

适应症：用于焦虑症及各种神经官能症、失眠和抗癫痫，缓解炎症引起的反射性肌肉痉挛等。

用法：口服或肌注，10毫克/次，以后按需每隔3~4小时加5~10mg。

不良反应：嗜睡、眩晕、运动失调等，偶有呼吸抑制和低血压等。

注意事项：慎用于急性酒精中毒、重症肌无力、青光眼、低蛋白血症、慢阻肺患者。

（四）抗癫痫药

苯妥英钠

适应症：癫痫大发作首选药物，还可用于心律失常、三叉神经痛和坐骨神经痛。

用法：口服：每天300~600mg，分2~3次服用；肌注：每次100~250mg。

不良反应：胃肠反应、行为改变、共济失调、语言障碍、肌张力下降等。

注意事项：孕妇慎用，不宜和双香豆素、异烟肼、对氨基水杨酸同服。

（五）脑复苏药物

纳洛酮

适应症：①催醒，用于急重症的心肺脑复苏，如感染性休克。②用于急性中毒急救，如阿片类药物、镇静催眠类药物、酒精中毒。③用于治疗急性脑梗死。④用于治疗新生儿和婴儿呼吸抑制。⑤用于颅脑及脊髓外伤。

用法：静注，成人0.4~0.8mg，必要时每隔15分钟重复。

不良反应：较少。

注意事项：由于此药作用持续时间短，用药起作用后，一旦其作用消失，可使患者再度陷入昏睡和呼吸抑制。用药需注意维持药效。

三、止血药品

1. 止血芳酸（PAMBA）

适应症：用于各种纤溶出血，如外科、妇产科手术大出血、肺和消化道出血等出血。

用法：口服：每次0.25~0.5g，每日三次；静注：每次0.1~0.3g，每日1~2次。

不良反应：较少，偶有头晕、头痛、低血压等。

注意事项：对于癌症性出血效果差，有血栓形成倾向患者禁用。

2. 凝血酶

适应症：外用或表面用止血药。用于外伤、手术、口腔、耳鼻喉、泌尿、消化道及小血管、毛细血管的出血。

用法：口服、局部喷洒及净敷。外科止血：2000~6000U，溶于5~10ml生理盐水中。消化道止血：每次6000~10000U，溶于生理盐水或冷牛奶中，浓度为50~500U/ml。

不良反应：偶有过敏反应。

注意事项：出现过敏反应立即停药。严禁注射使用。

四、胃肠道及酸碱平衡用药

（一）胃肠解痉药

1. 山莨菪碱（654-2）

适应症：用于胃肠道痉挛，如幽门痉挛、食管痉挛、呃逆等。

用法：口服：每次 10mg，每日三次；肌注或静注：每次 10mg，每日 1～2 次。

不良反应：口干、视物模糊、尿潴留、嗜睡等反应，多在 1～3 小时内消失。

注意事项：青光眼、颅内高压、脑出血急性期禁用。

2. 阿托品（见前述）

（二）止吐药

1. 胃复安（甲氧氯普胺）

适应症：呕吐、食欲不振、消化不良、胃肠胀气，晕动病。

用法：口服：每次 5～10mg，每日 3 次；肌注：每次 10～20mg。

不良反应：头晕、嗜睡及低血压等。

禁忌症：孕妇不宜使用。

2. 异丙嗪（非那根）

适应症：过敏性疾病、妊娠呕吐、晕车晕船等。

用法：口服：每次 12.5～25mg，每日 2～3 次；肌注或静注：每次 25～50mg。

不良反应：嗜睡、乏力、头晕等。

注意事项：癫痫、肝功能不全、急性哮喘、心血管疾病及前列腺肥大者等慎用。

（三）调节体内水电解及酸碱平衡药

1. 碳酸氢钠

适应症：用于防治和纠正代谢性酸中毒、感染性休克等。

用法：代谢性酸中毒：1.4% 20 毫升/（千克·次），静滴；感染性休克及酸中毒：5% 5 毫升/（千克·次），静注。

不良反应：大剂量可致代谢性碱中毒、低钾血症、低钙血症。

注意事项：慎用于充血性心衰、肾功能不全患者。

2. 葡萄糖酸钙

适应症：用于抗过敏、镁中毒及铅中毒的急救、低血钙、心脏骤停的复苏等。

用法：口服：每次 0.5～2g，每日三次。静注：每次 10% 液 10～20ml。

不良反应：全身发热、皮肤发红、恶心、呕吐、心律失常等。

注意事项：静注时宜缓慢（每分钟不超过 2 毫升），应用强心苷期间禁止静注本品，肾功能不全者慎用。

五、特异性解毒药品

（一）有机磷中毒解毒药

1. 解磷定

适应症：用于各种有机磷急性中毒，对于内吸磷、硫磷有效；对敌百虫、敌敌畏、马拉硫磷效果差；对乐果无效。

用法：静注，每次 0.4～1.2g。

不良反应：乏力、恶心、头痛等。

注意事项：静注应缓慢。忌与碱性药物配伍。

2. 阿托品（见前述）

（二）阿片类毒品中毒解毒药

1. 烯丙吗啡

适应症：急性吗啡中毒。

用法：肌注或静注，每次 5～10mg。

不良反应：眩晕、乏力、出汗、感觉异常等。

注意事项：对巴比妥类及麻醉药所致的呼吸抑制无效。

2. 纳洛酮（见前述）

（三）重金属及类金属中毒解毒药

1. 二巯基丙醇（BAL）

适应症：用于急性砷、汞、金、镍、铋、铬、铜等中毒；对放射性钋中毒有效。

用法：肌注，2.5～5.0mg/kg 体重，每 4 小时注射一次，2 天后减量。

不良反应：恶心、呕吐、心悸、血压升高，眼、鼻、口、皮肤感觉异常，流泪、视力模糊、肢体麻木、荨麻疹等，对肝、肾有损害。

注意事项：反复使用可致过敏反应。

2. 依地酸二钠钙（EDTA Ca－Na）

适应症：对无机铅中毒有特效。对汞、镉、锰、铜、钴及放射性元素如镭、钍、铀、镭、钇等亦有解毒作用。

用法：肌注：0.25～0.5g，每天两次；静注：0.5～1.0g，每天一次。

不良反应：短暂的头晕、乏力、恶心、关节酸痛等。

注意事项：肝肾功能不良者慎用。

（四）氰化物中毒解毒药

1. 硫代硫酸钠

适应症：氢氰酸及氰化物、砷、汞、铅等中毒。

用法：静注，12.5～25g（25%～50% 溶液 50ml）。

不良反应：头晕、乏力、恶心、呕吐。

注意事项：静注时宜慢。氰化物中毒时，应在美蓝后使用。

2. 亚甲蓝（美蓝）

适应症：大剂量治疗氰化物中毒，小剂量治疗高铁血红蛋白症。

用法：静注，大剂量 5～10mg/kg 体重，小剂量 1～2mg/kg 体重。

不良反应：恶心、腹痛、头痛等。

注意事项：G－6－PD 缺乏者忌用。

（五）蛇毒解毒药

上海蛇药

适应症：用以治疗蝮蛇、竹叶青等毒蛇咬伤，亦可治疗眼镜蛇、银环蛇、五步蛇等咬伤。

用法：肌注：第一天，2 毫升/次，每 4 小时一次，以后每天 3 次；口服：首次 10 片，以后每次 5 片，每 4 小时一次。

不良反应：较少。

注意事项：使用过程中宜作心电图检查，心率低于每分钟 60 次时要考虑停药，必要时酌情应用阿托品。

【学习要求】

急救的药品较多，在实际的急救中，常用到以上药品，为此，我们在学习的过程中要熟悉药品及其分类，掌握药品的适应症，以便在急救的过程中能正确地使用药物，抢救更多的病人。

【注意事项】

以上介绍的急救药品，能在急救中起着重要的作用，然而，在实际工作中，这些药品可能离我们较远，这样决定我们需要就地取材，使用一些人们常使用的小药品，这些药品也值得我们重视和使用。如表 3－1 所示：

表 3－1 常用药品的品名和适应症状表

品名	适应症状	品名	适应症状
感冒通	发烧、感冒	扑尔敏	抗过敏
腹可安	腹泻、肚痛	复方甘草片	镇咳、祛痰
阿司匹林	解热、镇痛	果导	治便秘
碘喉片	咽喉炎、扁桃体炎	云南白药	散瘀、止痛、止血
氟哌酸片	腹泻、尿道感染	多酶片	助消化
万花油	烧烫伤	风油精	虫咬、牙痛、关节痛
碘酊（2%）	局部消毒	酒精（70%）	局部消毒
清凉油	驱暑醒脑、防治虫咬	眼水、眼膏	眼部感染

【思考与练习】

1. 对于有机磷急性中毒的病人，最适合实用的特异性解毒药物是什么？
2. 对于轻度心绞痛的病人，为缓解心前区的不适感，最常用什么药物？

项目二　了解常用急救器材

【相关知识】

一、急救箱的器材（见图 3－1 至图 3－5）

急救箱的配置内容包括：

表 3－2 急救箱的配置内容

器材名称	数量	器材名称	数量
复苏气囊	1 套	医用供氧器	1 套（2L）

（续上表）

器材名称	数量	器材名称	数量
呼吸面膜	2 个	手动吸引器	1 套
表式血压计	1 套	听诊器	1 副
体温计	1 支	喉镜	1 套
开口器	1 把	压舌板	1 包
手电筒	1 把	舌钳	1 把
剪刀	1 把	止血钳	1 把
气导管	3 条	口咽通气道	4 个
镊子	1 把	医用手套	1 副
纱布绷带（10cm×6cm）	4 卷	三角巾	2 包
医用纱布垫	10 片	压缩纱布块	2 包
胶布	2 卷	酒精棉片	10 片
医用碘酒棉球	4 包		

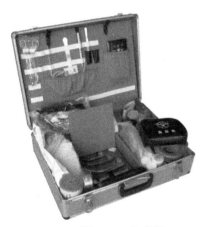

图 3-1 急救箱

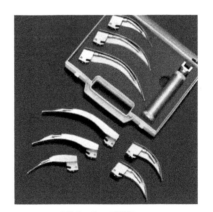

图 3-2 喉镜

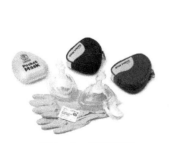

图 3-3 呼吸面罩

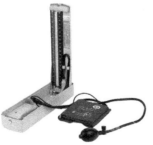

图 3-4 水银血压计图

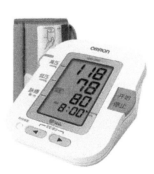

图 3-5 电子血压计

（一）止血的器材

（1）止血带：主要用于肢体损伤出血的止血。

①橡皮止血带：橡皮止血带是一种特制的医用橡皮管，在现场急救时也可使用橡皮条、车辆内胎等替代。在使用橡皮止血带止血时，要在缚止部位用纱布、棉花或衣服垫好。（见图3-6）

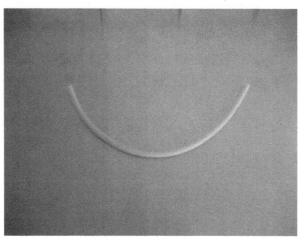

图3-6　止血带

②布性止血带：布性止血带是用绷带或布条制成的止血带。现场急救时可用毛巾、衣物撕成布条代替绷带。（见图3-7）

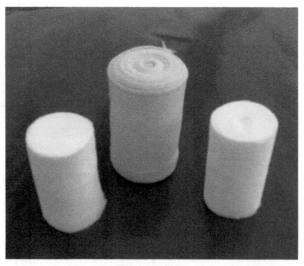

图3-7　绷带

③充气止血带：压迫面宽而软，压力均匀，还有压力表显示压力，比较安全，常用于四肢活动性大出血。一般充气止血带的压力，成人上肢在250mmHg以下，下肢保持在350mmHg以下。

（2）纱布。

①医用即溶止血纱布：由于该纱布止血效果迅速、防止粘连等特点，可应用于日常创伤、灾害、事故和野战等急救领域。尤其在神经科和烧伤科的使用上具有其他产品不可比拟的优越性。

②灭菌纱布：伤口小而浅，血流速度缓慢时，可直接用灭菌纱布压在伤口上止血。对于广泛而深层软组织创伤、脏器破裂，可用灭菌纱布填塞伤口，外加包扎固定。（见图 3 - 8）

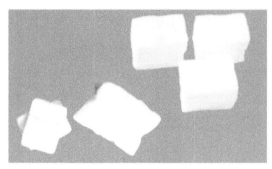

图 3 - 8　灭菌纱布

（3）冰帽、冰袋。冰帽、冰袋可以降低脑部温度，使脑代谢减慢，受伤部位的脑血管收缩，从而减轻脑水肿、减少出血，起到保护脑组织的作用。主要用于闭合性脑损伤出血。

（二）固定的器械

除了医疗器械外，在现场急救时也可就地取材，利用树枝、木棍、竹片等夹板加绷带的方式进行简单的固定。

（1）上肢肢体骨折固定的器械。

（2）上肢骨折整体式固定器（包括腕、肘关节及肢体等）（见图 3 - 9）。

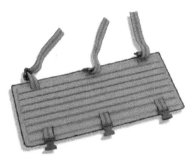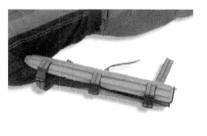

图 3 - 9

（3）下肢肢体骨折固定器（见图 3 - 10）。

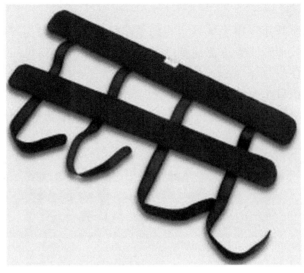

图 3 - 10

（4）下肢骨折整体式固定器（包括踝、膝关节及肢体等）（见图 3 - 11）。

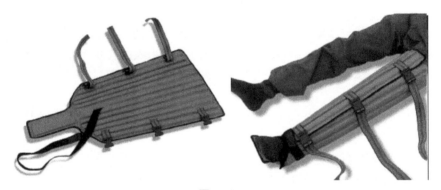

图 3 - 11

（5）躯干部位骨折整体固定器（见图 3 - 12）。

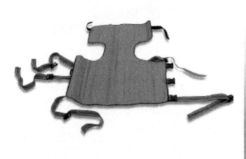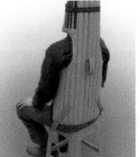

图 3 - 12

（6）颈椎损伤的固定器械（见图 3-13）。

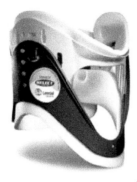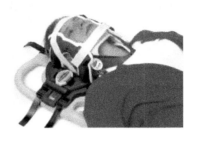

图 3-13

（7）腕关节损伤固定器材（见图 3-14）。

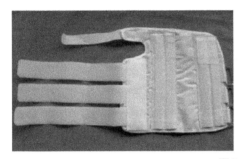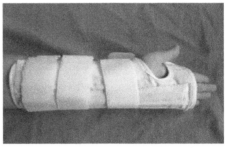

图 3-14

（8）肘关节损伤固定器材（见图 3-15）。

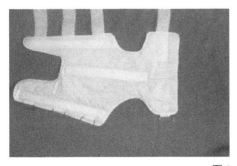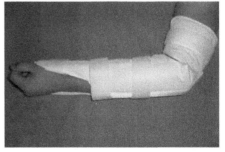

图 3-15

（9）膝关节损伤固定器材（见图 3 – 16）。

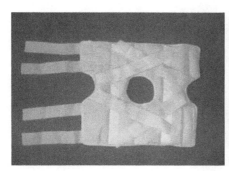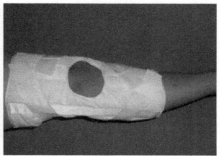

图 3 – 16

（10）踝关节损伤固定器材（见图 3 – 17）。

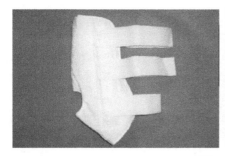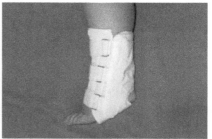

图 3 – 17

（11）就地取材 + 绷带固定方法（见图 3 – 18）。

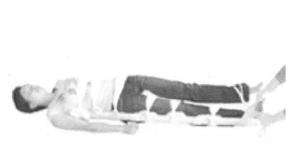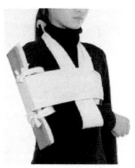

图 3 – 18

二、急救车内的器材

现场急救中，救护车能否及时到达现场是抢救伤病员的关键因素，伤病员在到达医院前如能在救护车上得到有效的救护处理，将减小伤残率和死亡率（见图 3 – 19）。

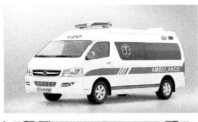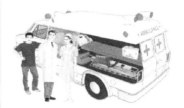
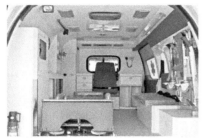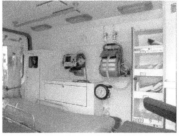

图 3 - 19 急救车的内外情况

（一）急救药品（见前述）
（二）急救箱（见前述）
（三）仪器设备

1. 氧气瓶、氧气袋（见图 3 - 20）

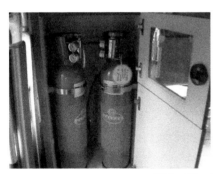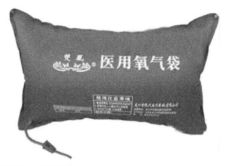

图 3 - 20 氧气瓶、氧气袋

2. 搬运担架（见图 3 - 21）

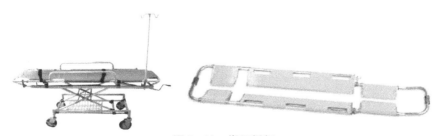

图 3 - 21 搬运担架

3. 心电图仪

心电图仪是记录人体心脏电活动的医用电子仪器。目前临床上正在广泛使用同步

12 导联的心电自动分析仪（见图 3 - 22）。

4. 除颤仪（见图 3 - 23）

用于室颤或心跳骤停的急救。

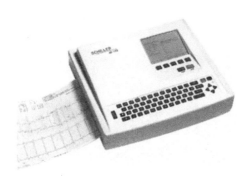 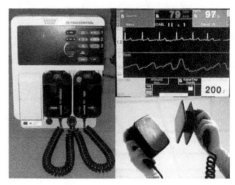

图 3 - 22　心电图仪　　　　　　　　图 3 - 23　除颤仪

5. 呼吸机（见图 3 - 24）

呼吸机是借助人工装置将空气、氧气或两者的混合气体压入肺内，以辅助患者呼吸的设备。目前，使用呼吸机是治疗各类型呼吸衰竭和各种原因引起的缺氧与二氧化碳潴留最直接的方法和措施。

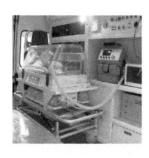 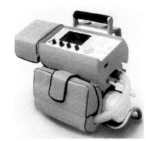 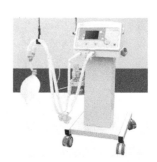

图 3 - 24　各种样式的简易呼吸机

6. X 光机（见图 3 - 25）

通过拍片能够观察到伤病员的损伤情况，从而为及时有效的治疗作出贡献。

7. 保温设备、休克裤（见图 3 - 26）

保温设备对残端肢体起着降温保护的作用，为断肢的再植创造有利条件。休克裤能迅速改善心脑重要脏器的供血，对心肺复苏有重要意义，主要治疗失血性休克及其他原因引起的休克。

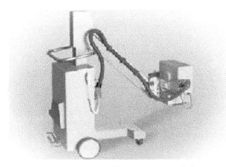
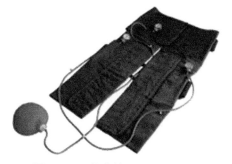

图3-25　X光机　　　　　　图3-26　休克裤

8. 其他急救设备

（1）生命探测仪：用于在倒塌的建筑物下及狭窄的空间中搜寻遇难者的特殊工具（见图3-27）。

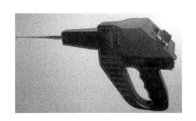
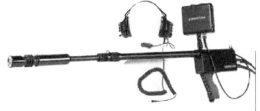

图3-27　生命探测仪

（2）搜救犬（见图3-28）。

在地震灾害、爆炸案件及矿难等灾害事故的现场，搜救犬能及时发现伤病员的位置，在灾害急救中起着重要的作用。

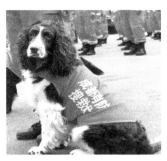
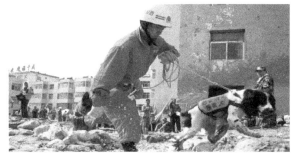

图3-28　搜救犬

【学习要求】

要熟悉常用的急救器材及其分类，掌握器材使用的适应症。平时需要加强练习，掌握技能，增加急救的有效性，降低死亡率和伤残率。

【思考与练习】

1. 现场急救箱配置的物品包括哪些器材？

2. 如何使用除颤仪？

单元三　警务现场急救常用药品与器材

下编　警务急救基本技能

心跳骤停现场急救

任务一 心肺复苏术

在当代高速发展的社会中，现代文明给人们带来时间与空间的跨越，给工作、生活的节奏与方式带来变革，紧张的工作、生活的压力、环境污染、交通工具、探险旅游、社会交往等各种因素正在增加人们受到伤害的可能。人民警察担负着保护人民生命财产安全的任务，往往会第一时间赶到意外伤害的现场，经常面对遭受突如其来的伤害或死亡威胁的人们。作为警察，不能眼睁睁地看着一个个鲜活的生命在眼前消逝，因此，要学会现场急救，将群众所受的伤害降到最低。

【知识储备】

一、心肺复苏的时机

（一）尽早复苏是关键

心脏刚刚骤停时是心肺复苏的最佳时机。在这短短几分钟一个生命就可能逝去，但经过及时抢救是完全有可能复苏成功的。心脏骤停后越早进行心肺复苏，生命存活的可能性就越大。因此医学界有"白金10分钟"之说，由此可见时间就是生命。心脏骤停超过10分钟再抢救基本上回天无术，抢救成功率不足1%。

（二）心脏骤停的判断

心脏骤停时主要表现为：①意识丧失；②呼吸停止；③大动脉搏动消失；④皮肤苍白、口唇发绀、瞳孔散大固定等。

人体呼吸系统为通气和换气的器官，由呼吸道和肺两部分组成。

1. 呼吸道

呼吸道是气体进出肺的通道，从鼻腔到气管。临床上常以喉环状软骨为界，将其分为上呼吸道与下呼吸道两部分。

（1）上呼吸道：包括鼻、咽、喉。①鼻腔是呼吸道的门户。鼻腔被鼻中隔分为左右两腔，前鼻孔与外界相通，后鼻孔与咽相连。前鼻腔生有鼻毛，对吸入的空气起过滤作用，可以减少尘埃等有害物质的吸入。整个鼻腔黏膜为假复层纤毛柱状上皮，其间有嗅细胞、杯细胞和分泌腺体，以及相当丰富的血管。因此，鼻腔可以对吸入气体加温加湿。而且当鼻腔受到有害气体或异物刺激时，往往出现打喷嚏、流鼻涕等反应，避免有害物吸入，这是一种保护性反射动作，对人体起一定的保护作用。鼻腔除上述呼吸作用外，还有嗅觉作用。②咽是一个前后略扁的漏斗形管道，由黏膜和咽肌组成。上连鼻腔，下与喉相连，可分为鼻咽、口咽及喉咽三部分，是呼吸系统和消化系统的共同通道。咽具有吞咽和呼吸的功能，此外，咽也是一个重要的发音共振器官，对发音起辅助作用。咽部具有丰富的淋巴组织，由扁桃体等组成咽淋巴环，可防御细菌对咽部的侵袭，在幼年时期此种功能较明显。③喉上与喉咽，下与气管相连，既是呼吸通道也是发音器官。喉的支架主要由会厌软骨、甲状软骨和环状软骨所组成，喉腔内左右各有一条声带，两声带之间的空隙为声门裂。当呼吸或发音时，会厌打开，空气可以自由出入，而当吞咽时，会厌自动关闭，避免食物进入气管。

（2）下呼吸道：下呼吸道是指气管、总支气管、叶支气管、段支气管及各级分支，直到肺泡。气管是气体的传导部分。

2. 肺

肺是进行气体交换的场所，肺位于人胸腔内，呈圆锥形，右肺较左肺略大。脏层胸膜的斜裂深入肺组织内将肺分为上叶与下叶，右肺另有水平裂使之分为上、中、下3叶。两肺各有肺尖、肺底和两个侧面。肺底与膈肌上部的膈膜相接。肺内侧的肺门与纵隔相连。肺门是支气管、肺动脉、肺静脉、神经和淋巴管进出的通道。

二、心肺复苏的方法

心肺复苏术（Cardio Pulmonary Resuscitation，CPR），就是当呼吸终止及心跳骤然停顿时，合并使用胸外心脏按压及人工呼吸来进行急救的一种技术。

凡溺水、心脏病、高血压、车祸、触电、药物中毒、气体中毒、异物堵塞呼吸道等导致的呼吸、心跳骤停，在医生到来前，均可利用心肺复苏术尽量维持脑细胞及组织器官的氧气供应，以保证人体重要器官特别是脑的存活。

2010年美国心脏协会心血管急救成人生存链中的环节包括（见图4-1）：

①立即识别心脏骤停并启动急救系统；

②尽早进行心肺复苏，着重于胸外按压；

③快速除颤；

④有效的高级生命支持；

⑤综合的心脏骤停后治疗。

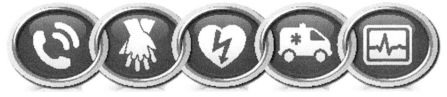

图4-1　2010年美国心脏协会心血管急救成人生存链

警务人员在出警时难免会遇到各种各样的疾病危险导致心跳骤停，这时需要在现场第一时间掌握图4-1中生存链前三环的操作。其核心就是心肺复苏。

三、心肺复苏的步骤

1. 拨打急救电话启动急救链并判断病人是否已经心脏骤停

发现有人突然倒地，应立刻跑步上前到病人右侧，拨打120急救电话启动急救系统向医疗专业人员求救，通话的同时判断病人是否已经心脏骤停，步骤如下：

（1）轻拍患者肩部，对其高声叫："喂，你怎么啦?"如认识患者，可直接呼喊其名，若无反应则说明病人意识已经丧失。如果患者没有呼吸或仅仅是喘息，则施救者应怀疑其发生心脏骤停，要立即拨打120急救电话告知详细地址及容易寻找的周边标志性建筑，描述病人情况、听从120急救调度员操作指令，并且向周围群众呼救。

（2）伸右手，用右手食指、中指、环指三个指尖并排成一直线，轻轻搭在气管正中（男性喉结）旁开2~3厘米处，触摸位于气管与胸锁乳突肌之间的颈动脉（见图4-2）。感触颈动脉搏动约5~10秒钟，若颈动脉搏动消失，则基本断定病人已经心脏骤停，要立刻开始胸外心脏按压。

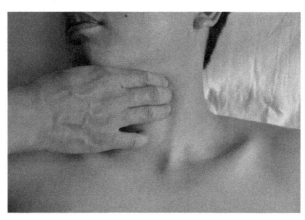

图4-2

注意事项：

（1）尽早拨打120急救电话，向周围群众呼救。

（2）听从120急救调度员的指令操作。对于需要进行CPR的病人，施救者至少应不间断实施单纯胸外按压心肺复苏，直至除颤仪（AED）到达且可供使用，或者120急救人员已接管患者。

（3）拍打病人肩部不可用力过重，以防加重骨折等损伤。

（4）若触摸不到颈动脉搏动要立刻松手，感触颈动脉搏动不要超过10秒钟。

（5）在心脏骤停发生最初的几分钟，患者有偶尔的喘息，可能会被误认为有呼吸。偶尔的喘息并不是有效的呼吸，不要看、听、感觉有无呼吸，尽早进行胸外心脏按压。

2. 胸外心脏按压

胸外心脏按压主要是通过用力按压胸廓，增加胸廓内压力以及直接压迫心脏产生血流。通过按压，可以为心脏和大脑提供重要血流以及氧和能量（见图4-3）。

步骤1：使病人平卧在平坦的地方，放置好心肺复苏体位。抢救者一般站或跪在病人的右侧，解开衣服暴露胸部，进行胸外心脏按压（见图4-4）。

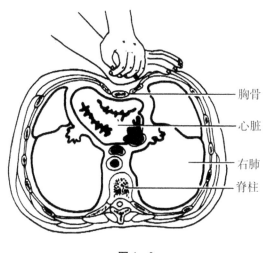
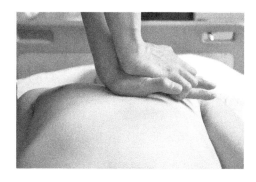

胸骨

心脏

右肺

脊柱

图4-3　　　　　　　　　　　　　　　图4-4

步骤2：救助者按压时将左手掌根部置于病人胸前胸骨下段，也就是胸部正中双乳头之间的胸骨上，左手伸直并展开全部手指，左手掌根部中心对准病人乳头，右手掌压在左手背上，手掌根部的横轴与胸骨的长轴保持一致，两手的手指翘起不能接触病人的胸壁（见图4-5至图4-7）。

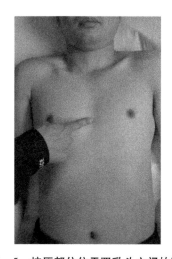
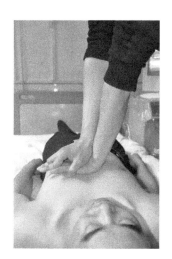

图4-5　按压部位位于双乳头之间的胸骨　　图4-6　手掌根部横轴与胸骨长轴保持一致

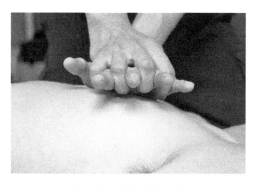

图4-7　两手的手指翘起不能接触病人的胸壁

单元四　心跳骤停现场急救

步骤3：开始用力快速按压，按压胸骨的幅度至少为5厘米，频率至少100次/分。按压后使胸廓恢复原来位置。胸廓完全恢复原来位置可以使血液返回心脏，这对有效的CPR是必需的。

注意事项：

（1）放置心肺复苏体位时应注意以下几点：①翻动病人时务必使其头、颈、肩、躯干、臀部同时整体转动，防止扭曲。②转动时尤其注意保护颈部。③抢救者跪于病人侧旁，将病人近侧的手臂直举过头；拉直其双腿或使膝略呈屈曲状再翻动。

（2）胸外按压时施救者伸直双臂，肘关节不弯曲，用双肩向下压而形成压力，将胸骨下压至少5厘米，婴儿和儿童的按压幅度至少为胸部前后径的三分之一（婴儿大约为4厘米，儿童大约为5厘米）（见图4-8）。

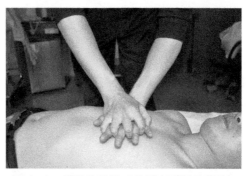

图4-8　错误的按压（按压者肘关节弯曲）

（3）按压部位不宜过低，按压下缘为剑突上两指（见图4-9），以免损伤肝、胃等内脏。压力要适宜，过轻不足以推动血液循环；过重会使胸骨骨折，带来气胸、血胸。

（4）按压频率至少100次/分。

（5）保证每次按压胸部回弹后再按压，尽可能减少胸外按压的中断。

快速胸外心脏按压30次后，立刻颔进行第三步，吹气步骤。

没有颈部外伤者可以采用仰头抬颌手法开放气道（见图4-10、图4-11）。左手放在病人的前额上用力向后压，右手指放在下颌缘，将头部向上、向前抬起。若怀疑颈椎损伤，开放气道应该使用头后仰动作的托颌手法。但是如果托颌手法无

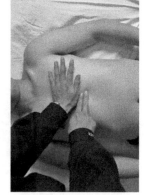

图4-9　按压手掌的下缘为剑突上两指

法开放气道，则应采用仰头抬颌手法（见图4-12），因为在CPR中维持有效的气道保证通气是很重要的。

注意事项：如图4-11让病人仰头，使病人的口腔、咽喉纵轴呈直线，防止舌头阻塞气道口，保持气道通畅。

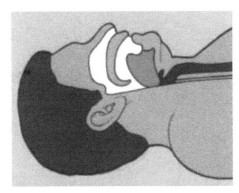

图 4 - 10　舌下坠会阻塞气道

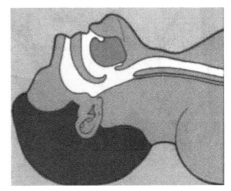

图 4 - 11　仰头抬颌可使舌抬起

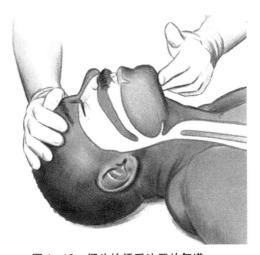

图 4 - 12　仰头抬颌手法开放气道

　　吹气要点：口对口吹气，也就是人工呼吸。抢救者右手向下压颌部，撑开病人的口，左手拇指和食指捏住鼻孔，用双唇包封住病人的口外部，用中等的力量，按每次大于 1 秒、每次 500～800 毫升的吹气量，进行抢救。

　　一次吹气后，抢救者抬头作一次深呼吸，同时松开左手。下次吹气按上一步骤继续进行，单人抢救吹两次后，再进行胸外心脏按压。直至病人有自主呼吸为止。

　　如果病人因口服食物或误吸（小儿往往是玩耍小件物体）导致呼吸道梗阻、窒息，只需要根据呼吸困难、发绀、无法说话等表现识别严重气道梗阻，并发问"你卡住了吗？"如得到肯定回答，则立即施救，采用腹部冲击、拍背或胸部冲击法。其原理是通过外力引起胸腔压力瞬间增高后，迫使肺内空气排出，形成人工咳嗽，使呼吸道内的异物上移或吐出。如果患者已经丧失意识，所有的施救者应该在适当时间呼救并实施 CPR，再立即采用腹部冲击法施救，每次使用仰头抬颌法开放气道，均需察看口腔，如有异物，立即清除。不再使用舌－上颌上提法和手指盲刮的动作。

　　卧位腹部冲击法适用于意识不清的患者。具体方法如下：将患者置于仰卧位，使头后仰，开放气道。急救者跪姿骑跨在患者的大腿两侧，以一只手的掌根平放在其腹部正中线肚脐略上方，不能触及剑突。另一只手直接放在第一只手的手背上，两手重叠，一起快速向内、向上冲击伤病者的腹部，连续 6～10 次，然后检查异物是否排至口腔内，若在口腔内，用手取异物法取出。若无，可再冲击腹部 6～10 次后进行检查。

手取口腔异物时应注意：①右手拇、食指缠上手帕或纱布；②将病人头侧向 45 度；③用仰头抬颌法开放气道，使下颌角和耳垂连线与地面垂直；④伸手至口腔清除异物。

立位腹部冲击法适用于意识清醒的患者。具体方法如下：取立位，急救者站在患者背后，让患者弯腰，头部前倾，以双臂环绕其腰，一手握拳，放于上腹正中、肚脐上方，另一手紧握此拳，快速向内、向上冲击，连续 6～10 次，造成人工咳嗽，吐出异物。每次冲击应是单独、有力的动作，应注意用力方向，防止胸部和腹内脏器损伤。

注意事项：

（1）胸外按压频率至少为 100 次/分钟。

（2）按压深度至少为 5cm。

（3）每次人工呼吸时间大于 1 秒钟；同时不要过度通气，以免发生急性胃扩张。同时观察病人气道是否畅通，胸腔是否被吹起。

（4）每次人工呼吸吹气不宜过大，约 500 毫升，持续时间约 1 秒，通气足够时能够观察到胸廓起伏。

（5）按压与呼吸比为 30：2，第二、三步骤应同时进行，按压 30 次之后做 2 次人工呼吸。

（6）单人心肺复苏操作每 30 次按压、2 次吹气为 1 组；每 5 组操作（2 分钟）后，检测呼吸和脉搏（5～10 秒）。若无呼吸和脉搏，再进行 5 组，如此周而复始。如有多人在场，可转为双人操作。

（7）双人操作同前，按压与吹气比值为 30：2，每 2 分钟完成 5 组动作后检测（5～10 秒）。位于病人头侧的急救者监测脉搏和呼吸，以确定复苏的效果；位于胸侧的急救者负责胸外心脏按压。可轮流替换操作。换人时间小于 5 秒。减少按压中断。单人复苏可转变为双人复苏。双人轮换急救位置轮流替换操作。因胸外按压对施救者体力消耗极大，为保证胸外按压的有效性，有双人在场时尽量双人复苏轮流按压。

为便于记忆，特总结以下动作要领：

> 拍肩呼喊判呼吸　　摆正体位数第一
> 尽早使用除颤仪　　感触动脉小于十
> 按压部位乳中间　　大力按压深于五
> 快速频率超过百　　按压三十吹两次
> 开放气道别忘掉　　四十五度清口鼻
> 下颌耳垂与地垂　　压额抬颌方法好
> 五百毫升一口气　　五组复苏看成效

强烈建议第一目击者作为普通施救者，伸出援手施救，若不会、不愿做口对口人工呼吸，至少可以一直进行胸外按压的 CPR，等待 120 急救人员的到来。弱化人工呼吸的作用可以鼓励更多的包括我们警察在内的非医务人员积极参与胸外心脏按压，对普通目击者则要求对病人的"施救顺序为 CAB"，即胸外按压、气道开放和人工呼吸。

经过抢救，若病人出现瞳孔由大变小，能自主呼吸，心跳恢复，紫绀消退等现象，可认为复苏成功。

建议现场 CPR 终止条件：①病人已恢复自主呼吸和心跳；②由他人接替操作；③将病人转交给救护人员后。现场不能凭主观判断死亡而放弃抢救！

【范例分析】

2005 年 11 月的一个夜晚，某医院急诊科护士小陈接到 120 指挥中心的电话，一位病人在某个体诊所因打针晕倒需要急救。医院马上出动了救护车，医务人员在救护车上拨打联系人的电话，得知病人因呼吸道感染注射头孢曲松钠针剂后突然晕倒、面色苍白、大汗淋漓，颈动脉已经没有搏动了。出诊医生根据诊所医生的描述，判断可能是过敏反应引起，立即电话指示诊所医师就地进行持续不间断的胸外心脏按压，并安排一个人到路口接应救护车。

很快救护车到达现场，出诊医生立即着手检查并予以呼吸面罩球囊辅助呼吸、持续规范的胸外心脏按压、急救药物应用等相应的抢救措施。10 分钟后，病人的颈动脉恢复了搏动，复苏成功了！

该病人之所以复苏成功，主要有以下几个要点：（1）个体诊所医生发现病人心跳骤停后，早期、及时、不间断地进行胸外心脏按压是前提；（2）出诊医务人员及时与现场人员沟通，给予必要的心肺复苏指导是关键；（3）病人因过敏反应出现心跳骤停，其身体重要器官无器质性的功能障碍，这为病人迅速康复创造了条件。

【任务要求】

1. 认识警务人员进行心肺复苏现场急救的重大意义。

2. 掌握心肺复苏现场急救的一般程序和方法。

3. 及时出手，消除"袖手旁观"的惰性。

【情境训练】

成人心肺复苏

一、训练目的

掌握心跳骤停现场抢救的方法。

二、训练素材

心肺复苏模拟人。

三、训练方法

（1）学员一人一组，每位学员在人体模型上以正确的方法做胸外心脏按压和口对口人工呼吸。方法、部位、频率正确后该人体模型就会显示成功。要求每位学员过关。

（2）五位学员为一组，轮流充当心脏骤停的病人，其余四人依次检查瞳孔、颈动脉、神志、呼吸等生命体征。

四、训练说明

学员在老师的指导下正确掌握心肺复苏方法，以保证对警务现场的心跳骤停者能够提供及时正确的基础救护。

任务二　体外心脏除颤

【知识储备】

一、体外心脏除颤的概念

以一定量的电流冲击心脏使心室颤动终止、消除心律失常、使之恢复窦性心律的方法，称为电击除颤或电复律术。将电极板置于胸壁进行电击者为胸外除颤，也叫体外心脏除颤。

早期进行电击除颤的原因如下：①因心脏骤停时心脏多为心室颤动（室颤）和无脉室速，室颤是引起心跳骤停最常见的致死性心律失常，在发生心跳骤停的病人中，约80%为室颤引起；②室颤最有效的治疗是电击除颤；③除颤成功的可能性随着时间的延迟而降低，据统计，除颤每延迟1分钟，成功率将下降7%～10%；④室颤可能在数分钟内转为心脏停跳。

急救系统可用"生存链"概括，包括5个环节：①打电话早期启动 EMS；②早期胸外心脏按压；③早期电击除颤；④及时转运；⑤早期高级生命支持。临床和流行病学研究证实，在这5个环节中，尽早地使用除颤仪对心脏进行除颤是心肺复苏"生命链"的重要一环。胸外心脏按压可以使心、脑、肾等重要器官保证基本的供血，不致器官不可逆损伤，胸外心脏按压对心室颤动无直接除颤作用。

体外心脏除颤仪已逐渐由医院使用发展至医院外使用，由医务人员使用发展到消防员、警察及普通市民等非医务人员使用，由手动除颤发展到全自动体外除颤（见图 4-13）。

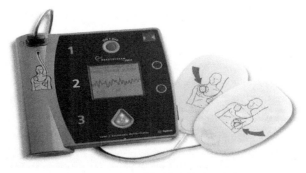

图 4-13　全自动便携式体外除颤仪

二、体外心脏除颤的原理

电击除颤对于心脏骤停时常发生的心脏心室颤动是一种外在干预方法，当一定水平的直流电通过心脏的心肌细胞时，心室的心肌发生除极化，这对窦房结及心脏的其他放电的起搏点来讲相当于电脑的"重启动"，重启后窦房结等起搏点可能恢复正常，实现窦性心律。

当患者发生严重快速心律失常时，如心房扑动、心房纤颤、室上性或室性心动过速等，往往会造成不同程度的血液动力障碍。尤其当患者出现心室颤动时，由于心室无整体收缩能力，心脏射血和血液循环终止，如不及时抢救，常造成患者因脑部缺氧时间过长而死亡。如采用除颤器，控制一定能量的电流通过心脏，能消除某些心律紊乱，可使心律恢复正常，从而使上述心脏疾病患者得到抢救和治疗。

三、常见除颤的种类

手动体外除颤常见于医院中，出现室颤等严重快速心律失常时由医生操作。建议成人使用手动双向波除颤时首次电击能量选择为 150 ~ 200J，使用直线双向波形除颤时则选择 120J。而第二次电击应选择相同或更高的能量。非能量递增型和能量递增型双向波均能安全有效地终止短期和长时间室颤。施救者应参考该除颤器证实有效的除颤能量作出个体化选择。除颤器生产厂商也应在产品上注明其有效除颤能量。如果施救者对于除颤器不熟悉，推荐把 200J 作为除颤能量。

自动体外除颤（AED）。由于医院使用的除颤设备难以满足现场急救的要求，20 世纪 80 年代后期出现的 AED 为早期除颤提供了有利条件，AED 使复苏成功率提高了 2 ~ 3 倍，对可能发生室颤危险的危重病人实行 AED 的监测，有助于及早除颤复律。自动体外除颤仪主要分为全自动和电击咨询系统除颤仪。后者指的是自动体外除颤仪自动启动后，通过体表心电图模式能够自动识别心脏节律，从而向操作者发出是否实施除颤的指令。虽然许多电击除颤仪可以不通过操作者直接启动内部电容器，但是如果操作者否定实施除颤电击的决定，自动体外除颤仪将无法启动，手动除颤仪对于患者和操作者都是十分安全的，因为最终是否进行除颤的决定权掌握在操作者手中，由操作者按下"SHOCK"按钮，即可进行电击除颤。而全自动体外除颤仪不需要按"SHOCK"按钮。AED 只适用于无反应、无呼吸和无循环体征的患者。对于无循环体征的患者，无论是室上速、室速还是室颤都有除颤指征。

心前叩击：胸前叩击可使室速转为窦性心律，其有效性为 11% ~ 25%。极少数室颤可能被胸前重叩所终止。由于胸前叩击简便快速，在发现病人心脏停搏、无脉搏，且无法获得除颤器进行除颤时可考虑使用。

四、电击除颤的方法

高效的院前急救体系，无论在院内还是院前，要求每个环节间紧密连接，环环相扣，不能有任何疏漏。要求即使在远离急救系统的场所，也应该能在数分钟内对心脏停搏病人进行除颤。要求急救人员（包括警察、消防员等），在 5 分钟内使用就近预先准备的除颤仪对心脏停搏病人实施电击除颤。经除颤，心脏停搏院前急救的生存率明显提高。早期自动体外除颤是抢救病人生命的关键一环，早期电击除颤的原则要求第一个到达现场的急救人员应携带除颤器，有义务实施心肺复苏救治的人员都应接受正规培训，并全权授权在场的急救人员可以实施电击除颤。

成人手动双向波除颤的能量选择及适应症要求复杂，仅限于在医院实施或由医务人员操作，作为非医疗专业人员的警察尽量不要以手动除颤模式操作，一般首选自动体外除颤仪，较简单快捷。

目前自动体外除颤仪（AED）包括单相波和双相波两类除颤波形。不同的波形对能量的需求有所不同，单相波形电除颤：首次电击能量200J，第二次200～300J，第三次360J。目前常用首次除颤能量选择为360J。双相波电除颤：目前常选择150～200J。低能量的双相波电除颤有效，而且终止室颤的效果与高能量单相波除颤相似或较之更有效。

除颤器释放的能量应是能够终止室颤的最低能量，能量和电流过低则无法终止心律失常，能量和电流过高则会导致心肌损害。电复律所用电能用J表示。按需要量充电，心室颤动为250～300J，非同步复律，即在心动周期的任何时间均可放电除颤。

体外电除颤仪也适于转复各类异位快速心律失常，尤其是药物治疗无效者，此时临床医生也称之为电复律。电复律主要用于心房颤动、室上性或室性心动过速，多用同步除颤。常见异位心律失常复律时选择能量为：室性心动过速为150～200J，心房颤动为150～200J单相波除颤，房扑和阵发性室上速转复所需能量一般较低，为80～100J。如除颤不成功，再逐渐增加能量，均为单相波除颤。同步复律，即是由心电图的R波的电信号激发放电。室性心动过速转复能量的大小依赖于室速波形特征和心率快慢。单形性室性心动过速对首次100J单相波转复治疗反应良好。多形性室速类似于室颤，首次应选择200J单相波行转复律，如果首次未成功，再逐渐增加能量。

任何人使用自动体外除颤仪（AED）都不需要培训，但培训确实可以提高操作水平。因为人体模型的研究已证明，无须提前培训就能够正确操作AED。允许未经培训的旁观者使用AED可以拯救生命。

五、电击除颤的操作步骤

除颤仪配有电极板，一般有大小两对，大的适用于成人，小的适用于儿童，使用前检查除颤仪各项功能是否完好，电源有无故障，充电是否充足，各种导线有无断裂和接触不良。除颤仪作为抢救设备，应始终保持良好性能，蓄电池充电充足，方能在紧急状态下随时能实施紧急电击除颤。

自动体外除颤步骤：

（1）作好除颤术前准备，病人平卧于木板等绝缘物体上，充分暴露胸壁，连接除颤仪导线，接通电源，开除颤仪，确认关同步键（如图4－14所示）。

（2）如图4－15所示，将除颤仪正负两极、导联粘贴于规定的胸壁上。如图4－16所示，选择开始AED自动分析除颤。

（3）在场人员清场离开除颤仪1米远。

（4）AED自动分析病人心律，一旦有室颤、无脉搏的室速，除颤仪自动开始放电除颤，若不成功可选择重复图4－17所示的步骤。

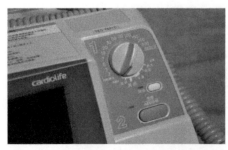

图4－14　转动旋钮选择AED自动除颤模式

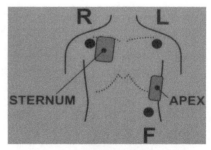

图4－15　除颤电极的方向与位置

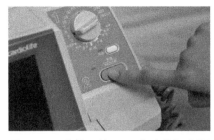 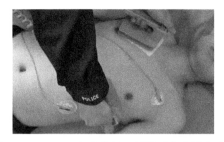

图 4-16 选择开始 AED 自动分析除颤　　图 4-17　AED 自动分析，需要时自动放电除颤

手动模式除颤非专业人员不建议操作，步骤略。

六、电除颤时的注意事项

（1）除颤仪到位前，持续有效的心肺复苏（CPR）。

（2）除颤后紧接着 5 个循环的 CPR，再评估节律，按需要决定是否再除颤。

（3）操作者的手应保持干燥，不能用湿手握电极板。

（4）放电时在电击板上应施加一定力量，使电极板与病人皮肤密合不留空隙，以保证较低的阻抗，有利于除颤成功，同时也避免烧伤病人的皮肤。

（5）导电糊不应涂在两电极板之间的皮肤上，以免除颤无效。有的心脏病病人胸部有植入性的装置，如安置有永久性起搏器或置入式心脏复律除颤器，对这类病人进行电复律或除颤时，电极勿靠近起搏器，因为除颤会造成其功能障碍。电极板应放在距该装置至少 2.5cm 的位置，除颤后应检查其功能是否正常。

（6）切忌将电极板直接放在治疗性贴片、监护仪电极片以及导电线的上面。

（7）病人若大量出汗，则应在除颤前迅速将病人的胸部擦干。

（8）若心电图显示为细颤，应坚持心脏按压或用药，先用 1% 肾上腺素 1 毫升静脉推注，3~5 分钟后可重复一次，使细颤波转为粗波后，方可施行电击除颤。

七、体外电除颤电复律的适应症

（1）心室颤动是电复律的绝对指征，或心电图显有室颤。

（2）慢性心房颤动（房颤史在 1~2 年以内），持续心房扑动。

（3）阵发性室上性心动过速，常规治疗无效而伴有明显血液动力学障碍者或预激综合征并发室上性心动过速而用药困难者。

（4）呈 1∶1 传导的心房扑动。

八、体外电除颤的禁忌症

（1）缓慢心律失常，包括病态窦房结综合征。

（2）洋地黄过量或低钾血症引起的心律失常（除室颤外）。

（3）伴有高度或完全性房室传导阻滞的心房颤动未用洋地黄治疗且心室率小于 50~60 次/分。

（4）心室停搏时进行盲目除颤无益（可能有害）。

（5）病史已多年、心脏（尤其是左心房）明显增大、反复发作而药物不能维持疗效，心房颤动持续一年以上，长期心室率不快者。

单元 四 心跳骤停现场急救

九、除颤效果评价

电击除颤5秒钟后心电图显示心搏停止或非室颤无电活动均可视为电除颤成功。这一时间的规定是根据电生理研究结果而定的，成功除颤后心脏停止跳动的时间一般为5秒钟，临床比较易于监测。第1次电除颤后，在给予药物和其他高级生命支持前，监测心律5秒钟，可为除颤效果提供最有价值的依据；监测电击后第1分钟内的心律还可提供其他信息，如是否恢复规则的心律，包括室上性节律和室性自主节律，以及是否为患者再灌注心律等。

十、除颤仪的"除颤指征"

如重新出现室颤，3次除颤后，病人的循环体征仍未恢复，复苏者应立即实施1分钟的CPR。若病人心律仍为室颤，则实施1组3次的电除颤（注：如1次除颤成功，不必再做第2次），然后实施1分钟的CPR，并立即检查循环体征，直至仪器出现"无除颤指征"信息或实施高级生命支持（ACLS）。不要在1组3次除颤过程中检查循环情况，因为这会影响仪器的分析和电击，快速连续电击可部分降低胸部阻抗，提高除颤效果。

十一、除颤仪的"无除颤指征"

无循环体征：AED仪提示"无除颤指征"信息，检查病人的循环体征，如循环未恢复，继续进行心肺复苏，3个"无除颤指征"信息提示成功除颤的可能性很小。因此，进行1～2分钟的心肺复苏后，需再次进行心律分析，作心律分析时，停止心肺复苏。

循环体征恢复：如果病人循环体征恢复，检查病人呼吸，如无自主呼吸，即给予人工通气，10～12次/分；若有呼吸，将病人置于复苏体位，除颤仪应仍连接在病人身体上，如再出现室颤，AED会发出提示并自动充电，再进行电除颤。

十二、现场急救与 AED

早期电击除颤的原则是，要求第一个到达现场的急救人员应携带除颤仪，并有义务实施心肺复苏。急救人员都应接受正规培训，急救人员实施心肺复苏的同时应实施AED。在有除颤仪时，首先实施电除颤，这样心脏骤停病人复苏的成功率会显著提高。使用AED的优点包括人员培训简单，培训费用较低，而且使用时比传统除颤仪快。早期电除颤应作为标准急救内容，争取在心脏停搏发生后前5分钟内完成电除颤。

【范例分析】

在美国等西方发达国家，安装自动除颤仪就像安装消防栓一样普遍，并有相关的硬性规定。及时使用自动除颤仪并参与抢救的人员大多是非专业人士，即使抢救不成功也无任何责任。2000年5月的一天，一位白宫的参观者突发心脏骤停，濒临死亡，白宫刚好在1999年已经配备了自动除颤仪，白宫的工作人员立刻打开自动除颤仪，解开病人上衣，将正负极两个凝胶的贴片，分别粘于病人的右上胸和左下胸，按下开关，自动除颤仪自动分析该病人的心电图，并开始除颤，结果该游客的心脏恢复了正常节律。如果没有及时电除颤，这位参观者"必死无疑"。为此，2000年5月20日，时任美国总统的克林顿，为在美国推广自动除颤仪（AED）向全国人民发表了电台演讲。

他认为，如果在飞机、办公楼以及其他主要场所装备 AED 的话，仅一年就能够挽救 2 万多人的生命。一位超级大国的总统竟然专门为一种医疗仪器的推广发表全国演讲，可见自动除颤仪有多么重要！

据美国的统计数据显示，1999 年 6 月芝加哥奥黑尔和中途（Midway）国际机场率先安装了自动除颤仪，结果最初 10 个月发生的 14 例猝死病例中，有 9 名旅客被成功抢救，救活率达 64%。又据报道，在安装自动除颤仪前，美国全国心跳骤停的平均救活率只有 5%，芝加哥则为 1.8%；在安装自动除颤仪后，全国的平均救活率升至 49%。赌城拉斯维加斯是全球最著名的赌城，一夜暴富的事情几乎每天发生，赢钱和输钱的人情绪都比较激动，容易引发心脏骤停，为此，每个赌场都装有自动除颤仪。一旦有人心跳骤停倒地，则马上除颤，然后再送医院。所以，在拉斯维加斯的心跳骤停抢救成功率竟然高达 79%。

【任务要求】

1. 认识警务人员进行心跳骤停现场及时除颤的重大意义。

2. 掌握心跳骤停现场急救除颤的一般步骤。

3. 掌握除颤仪正负两极的粘贴部位，初次除颤及再次除颤的焦耳值。

4. 消除抢救失败的恐惧心理，及时出手。

【情境训练】

体外自动除颤仪（AED）的使用

一、训练目的

学会 AED 的使用方法。

二、训练素材

体外自动除颤仪。

三、训练方法

（1）四人一组轮流在人体模型上操作，要求人人过关。

（2）必须掌握除颤仪正负两极的粘贴部位，初次除颤及再次除颤的焦耳值。

（3）进行操作时必须结合上一节讲的胸外心脏按压和口对口人工呼吸的操作与使用。

四、训练说明

（1）1~8 岁儿童用儿科电极贴片；

（2）遇溺水者，需擦干患者胸部的水；

（3）对于装有植入性复律除颤仪的患者应将 AED 贴片离开该装置至少 2.5cm；

（4）对于有药贴的患者应将药贴撕去，并擦干净局部皮肤。

単元五

创伤现场急救

任务一　创伤现场急救概述

【知识储备】

创伤是指机械性致伤因素作用于人体所造成的组织结构完整性的破坏或功能障碍。随着社会进步和科学技术的不断发展，人类工作、生活所处的物理、化学及气候环境进一步复杂化，创伤机会日益增加。致伤因素复杂化、创伤形式多样化，严重伤、多发伤、群体伤逐渐成为现代创伤的主要特点。人民警察作为人民的勤务兵，肩负着保护人民群众生命安全的重大责任。面对各种突发事件、自然灾害、意外事故、群体性伤害事件等紧急现场，人民警察往往都是第一个到达现场的救援力量，并担当起救危救难的职责，被人民群众视为生命的保护神。因此，普及人民警察创伤现场急救的基本技能，具有非常重要的现实意义，也是新时期人民警察岗位职责的基本要求。本章将结合人民警察的工作实际，简要介绍创伤现场急救的基础知识和基本技能，旨在提高人民警察应对各种突发伤害事件的现场处置能力。

一、创伤的分类

（1）按致伤因素分类：可分为烧伤、冷伤、挤压伤、刀器伤、火器伤、毒剂伤、核放射伤及多种因素所致的复合伤等。

（2）按受伤部位分类：一般分为颅脑伤、颌面部伤、胸部伤、腹部伤、骨盆伤、脊柱脊髓伤、四肢伤和多发伤等。在非专业医疗人员实施现场处置时，按受伤部位分类简单明了，本单元将在后续内容中按部位分叙。

（3）按伤后皮肤完整性分类：皮肤保持完整无开放性伤口者称闭合伤，如挫伤、挤压伤、扭伤、震荡伤、关节脱位和半脱位、闭合性骨折和闭合性内脏伤等。有皮肤破损者称开放伤，如擦伤、撕裂伤、切割伤、砍伤和刺伤等。在开放伤中又可根据伤道类型分为贯通伤、盲管伤、切线伤、反跳伤。

（4）按伤情轻重分类：一般分为轻、中、重伤。轻伤主要是局部软组织伤，暂时失去作业能力，但无生命危险，或只需小手术；中等伤主要是广泛软组织伤、上下肢开放性骨折、肢体挤压伤、机械性呼吸道阻塞、创伤性截肢及一般的腹腔脏器伤等，丧失作业能力和生活能力，需手术，但一般无生命危险；重伤是指危及生命或治愈后有严重残疾者。

二、创伤现场处置的一般程序

包括伤者信息收集、危重程度评估、现场急救。

（1）伤者信息收集包括受伤情况、症状、既往疾病史、简单的体格检查情况（重点是生命体征）。第一时间收集完整、客观、准确的信息可为后续伤情评估、处置提供可靠依据，特别是病情持续加重并伴有意识改变的伤者，保留病史资料对进一步临床救治尤为重要。

①受伤情况：了解致伤原因、暴力作用的大小、着力部位，可明确创伤类型、性质和程度。体表伤口的大小与创伤的严重程度往往不成正比，在伤情评估中要注意避免先入为主的观点。如刺伤，伤口虽小，但可伤及深部血管、神经或内脏器官；高处坠落伤不仅可造成软组织伤，还可能造成一处或多次骨折（颈椎骨折可致高位截瘫、脑干损伤；骨盆骨折可致失血性休克等）；头皮挫裂伤出血虽急迫，但只要适当压迫，止血效果明显，并不危及生命。

②症状：重视伤者的高危主诉，如颅脑外伤后出现剧烈头痛、喷射性呕吐提示颅内压增高；胸部外伤后出现胸痛、呼吸困难提示血气胸；闭合性腹部外伤后出现全腹痛提示腹腔脏器破裂，如同时出现进行性腹胀提示合并肠梗阻或腹腔内出血。高危主诉是伤情评估的重要依据，相关症状参阅表 5 - 1。

表 5 - 1　高危主诉对应相关损伤

损伤部位	高危主诉和临床表现	提示
颅脑	进行性加重的意识障碍；剧烈头痛、喷射性呕吐；神志转清后再度昏迷；肢体偏瘫或抽搐、失语	弥漫性脑挫伤或脑干损伤；颅内出血、脑水肿致颅内压增高；继发性颅内血肿形成、脑水肿；相应大脑功能区损伤
胸（背）部	胸痛伴呼吸、咳嗽时加剧；胸痛并呼吸困难、发绀、皮下气肿；胸痛、呼吸困难并休克；进行性加重呼吸困难并发绀；上胸、头面部皮下弥漫出血并昏迷；心前区疼痛、心悸、胸闷、气促；急性休克；呼吸症状伴腹痛	肋骨骨折；气胸；血胸或血气胸；成人呼吸窘迫综合征；创伤性窒息；心脏钝性损伤；心脏、纵隔内大血管破裂；膈肌损伤；胸腹联合伤
腹（腰）部	腹痛、腹胀、呕血、便血、休克	腹腔脏器损伤
脊柱脊髓	头颈部疼痛、活动受限；腰背痛，腰背活动受限；截瘫	颈椎骨折；腰、胸椎骨折；脊髓损伤
骨盆	不能站立、坐立；早期出现休克；下腹痛伴排尿困难，血尿；下腹痛伴里急后重感、血便、腹胀	骨盆骨折；骶前静脉出血；膀胱、尿路损伤；结直肠损伤
四肢	肢体、关节畸形；指、趾甲床苍白，肢体远端动脉搏动消失；伤肢远端运动、感觉障碍	骨折、关节脱位；合并大动脉损伤；合并神经损伤

③了解伤者相关既往病史、年龄、体质，有助于对创伤程度作合理评价。如老年人骨质疏松，外伤后活动障碍，多提示骨折；儿童骨质弹性较好，不易发生骨折，但其关节活动度较大，关节面发育未完全，多发生脱位或半脱位。如慢性支气管炎患者因存在肺气肿，在胸膜腔内压增高时更容易肺泡破裂导致气胸。

④一般状况检查：包括生命体征、意识、瞳孔、体位、面容及皮肤。

（2）伤情严重程度评估。

创伤评分（见表5-2）：主要根据昏迷评分、呼吸频率、呼吸困难、收缩血压和毛细血管充盈5个方面测算分值，5项之和即为创伤评分分值。低于12分者生存率很低。

表5-2　创伤评分

指标	5分	4分	3分	2分	1分	0分
昏迷评分（gsc评分）	14~15	11~13	8~10	5~7	3~4	
呼吸频率		20~24	25~35	>35	<10	无
呼吸困难					无	有
收缩血压（mmHg）		≥90	70~89	50~69	0~49	无脉搏
毛细血管充盈				正常	延迟>2秒	无

（3）现场救治（详见各单元分叙）。

【范例分析】

"第一手救护"托起21条生命

盛群是江苏省无锡市公安局交巡警支队北塘大队民警，16年来，盛群救死扶伤200余起，他的"第一手"救护成功挽救了21条生命。15年前的一次出警救人，让盛群对生命、职责有了新的理解和认识。

那是1994年5月12日9时许，时年23岁的盛群和战友驾驶警车在无锡东门一带巡逻，突然接到指挥中心指令：瓶盖总厂一名工人被卷进机器里。盛群和战友仅用一分钟就赶到了现场。只见那名男子被挂在机器上，脸色发紫。原来，这名工人在操作机器时，脚下打滑摔下来，衣领被旋转的机器勾住，并瞬间拧成绳索，死死勒住脖子。盛群迅速拉掉电源，操起剪刀，爬上机器，剪断"绳索"，一把抱起他，跳下来就往巡逻车上跑，及时将伤者送到了医院，这名男子得救了。而医生说的一句话让盛群直冒冷汗："如果在现场就能得到救治的话，他会恢复得更好、更快。""其实，事故发生后的4分钟是抢救生命的黄金期。"医生又补充了一句。

医生的话让盛群思考了很多：如果当时警车离事故现场比较远，如果这名男子没有被及时送到医院，他能得救吗？4分钟的生命黄金期该如何把握？警察往往是最先到达事故现场的救援人员，能不能承担一些早期急救任务呢？盛群下定决心"武装"自己。从那时起，盛群开始有意识地学习急救知识。他买来《家用急救知识》等书籍，随身携带，一有时间就翻阅，把操作性强的步骤牢牢记在心上。有了初步知识储备后，盛群又去"偷师学艺"。每次他把伤员送到医院后，不急着走，而是围着医生护士，看他们是怎么施救的，有时还忍不住问几句。当盛群在媒体上看到一些不成功的急救案例后，就会把它记下来，细细琢磨，在实践中灵活运用学到的急救知识。

就这样，盛群怀着一颗时刻为人民服务的赤胆忠心和十几年如一日的顽强毅力坚持自学急救知识，每一次出警救人，盛群总是以百米冲刺的速度与死神赛跑，为拯救生命赢得宝贵时间。

近年来，随着我国警务改革的不断发展，群众对警察履行现场急救职责的呼声也越来越高。作为人民警察，熟练掌握警察现场急救的知识和技能，不失时机地进行有效的现场救护，其重要意义是不言而喻的。盛群以其超前的警务现场急救意识走在了时代的前列，树立了人民警察的高大形象，值得我们学习。

【任务要求】

1. 认识警务人员进行创伤现场急救的现实意义。

2. 掌握创伤现场急救的一般程序。

【情境训练】

训练一 伤情严重程度评估

一、训练目的

（1）掌握创伤评分指标。

（2）学会创伤评分方法。

二、训练素材

王某，男，42岁，因车祸导致头部损伤，头皮破裂出血。经检查，伤者昏迷评分为12分，呼吸频率20次/分、无呼吸困难、收缩压90mmHg，毛细血管充盈正常。

三、训练方法

（1）根据创伤评分表，对伤者的各项指标（共5项）分别进行评分。

① "昏迷评分12分" 对应评分表得分为4分；

② "呼吸频率20次/分" 对应评分表得分为4分；

③ "无呼吸困难" 对应评分表得分为1分；

④ "收缩压90mmHg" 对应评分表得分为4分；

⑤ "毛细血管充盈正常" 对应评分表得分为2分。

（2）将上述5项指标得分相加所得之和即为创伤评分分值，即4+4+1+4+2=15（分）。

（3）该伤者的创伤评分分值为15分（高于12分），说明伤员的头部损伤程度未达到危重伤等级。

四、训练说明

根据给出的素材中的各项指标数据，按照创伤评分表中的创伤评分方法对伤员进行评分，借此评估其伤情的严重程度。

训练二 群体性意外事件现场处理

一、训练目的

（1）鉴别高危伤情。

（2）确定救治次序。

二、训练素材

某一次大型户外活动中出现观众踩踏事件，伤者甲因摔倒致踝关节肿痛、畸形，活动有障碍，生命体征稳定；伤者乙撞伤前额部致头皮出血，无意识障碍和颈部活动障碍，生命体征平稳；伤者丙被踩踏胸部致呼吸时剧烈疼痛、胸闷、气促、发绀。

三、训练方法

（1）根据高危主诉列表对照伤者受伤部位，确认是否存在高危症状。

（2）现场分析：伤者丙和乙均具有相应高危症状，丙存在因肋骨骨折导致气胸、血气胸等可能，且生命体征紊乱，应首先送院救治；伤者甲虽有踝关节畸形，但生命体征稳定，初步排除合并大血管损失等并发症，只需现场简单固定受伤部位；伤者乙头皮出血汹涌，但生命体征、意识正常，初步排除颅内受伤可能，为简单皮外伤，现场自行压迫止血即可。

（3）确定救治次序。

四、训练说明

重视群体性意外事件中存在高危主诉的伤者，优先救治，可降低其致伤、致残、致死的风险。

任务二　创伤现场止血技能训练

【知识储备】

现场止血指用物理方法压迫血管，使受伤部位血液停止外流。

一、出血类别判断

根据破裂血管类型分为：

（1）动脉出血：呈喷射状，搏动性或脉冲状，色鲜红，需直接压迫供血动脉。

（2）静脉出血：呈涌泉状，色鲜红，多数不能自行止血。

（3）毛细血管出血：创口滴血或渗血，色鲜红，可自行止血。

二、出血量判断

少量出血不危及生命，急性、大量出血可致失血性休克，需急救处理。

表 5 – 3　出血量与休克关系及临床表现

失血量	程度	神志	口渴程度	皮肤黏膜	脉搏	血压	体表血管	尿量	分期
800ml 或 <20%	轻度	神志清，伴有痛苦表情，精神紧张	口渴	苍白，皮温稍低	<100 次/分，尚有力	收缩压正常或升高，舒张压增高，脉压缩小	正常	正常	休克代偿期

失血量	程度	神志	口渴程度	皮肤黏膜	脉搏	血压	体表血管	尿量	分期
800～1600ml 或 20%～40%	中度	神志尚清，表情淡漠	很口渴	苍白，发冷	100～200次/分	收缩压为70～90mmHg，脉压缩小	表浅静脉塌陷，毛细血管充盈迟缓（甲床）	尿少，<40毫升/小时	休克抑制期
1600ml 或 >40%	重度	意识模糊	非常口渴，口唇干燥或无主诉	显著苍白，厥冷，肢端更明显	脉速且细弱，或未能扪及	收缩压<70mmHg或测不到	毛细血管充盈非常迟缓或不充盈（甲床）	尿少或无尿	休克抑制期

三、常用止血方法

1. 指压法

适用于中等以上动脉的出血。

用手指或手掌紧压伤口近心端的血管（靠近心脏一端的血管），使血管被压扁、血流中断，从而达到止血的目的，通常是将体表的中等动脉或较大动脉压在骨浅面。此法是现场急救最简捷的临时止血措施。但操作时费力，难以持久，一般适用于现场应急止血，继而改用其他止血法。

（1）颞浅动脉压迫法：适用于一侧头顶部出血。

操作方法：先在同侧外耳门前上方、颧弓根部摸到颞浅动脉搏动点，然后用拇指或食指将其压向下颌关节面。

（2）面动脉压迫法：适用于一侧颜面部出血。

操作方法：先在同侧咬肌（当牙齿咬紧时，在面颊后部可扪到一条呈带状紧绷的肌肉）前缘绕下颌骨下缘处摸到面动脉搏动，然后用拇指或食指将其压向下颌骨面。

（3）枕动脉压迫法：适用于头后部出血。

操作方法：在耳后乳突下后侧，摸到枕动脉搏动，用大拇指将其压向枕骨面。

（4）颈总动脉压迫法：适用于一侧头面部出血。

操作方法：先在颈根部，同侧气管和胸锁乳突肌之间摸到颈总动脉的搏动，然后用拇指或其他四指将其压向第五颈椎横突。

切忌同时压迫两侧颈总动脉，以免造成脑部血流供应中断而损伤脑组织。

（5）锁骨下动脉压迫法：适用于腋部及上肢出血。

操作方法：先在同侧锁骨中点上方的锁骨上窝处摸到该动脉的搏动，然后用拇指将其压向后下方的第一肋骨面。

（6）肱动脉压迫法：适用于前臂的出血。

操作方法：先在上臂内侧中部的肱二头肌内侧沟处摸到肱动脉的搏动，然后用拇指或其他四指将其压向肱骨干。

（7）尺、桡动脉压迫法：适用于手部出血。

操作方法：先在手腕横纹稍上处的内、外两侧摸到尺、桡动脉的搏动，然后用两手拇指将其分别压向尺、桡骨面。

（8）股动脉压迫法：适用于大腿以下的出血。

操作方法：在腹股沟韧带中点处稍下方摸到股动脉的搏动，然后用双手拇指重叠用力将其压向耻骨下支。

（9）腘动脉压迫法：适用于小腿以下部位的出血。

操作方法：先在腘窝处摸到腘动脉的搏动，然后用大拇指向后压向股骨的腘面。

（10）足背、胫后动脉压迫法：适用于足部出血。

操作方法：先摸到足背皮肤横纹的足背动脉和跟骨与内踝之间的胫后动脉，然后分别将其压向距骨和跟骨。

2. 压迫包扎止血法

适用于一般的伤口出血。

操作方法：先用无菌辅料覆盖伤口，然后将纱布、棉垫放在无菌辅料上，再用绷带或三角巾加压包扎。

3. 加垫屈肢法

适用于前臂和小腿的出血。

操作方法：在肘膝关节的屈侧加垫（小木棒外包棉垫），强力屈曲肢体，再用三角巾等缚紧固定。对已有或怀疑伤肢骨折或关节损伤者禁用。因对伤员造成痛苦较大，不宜首选。

4. 填塞止血法

用于较大创面的活动渗血。

操作方法：先用 1 ~ 2 层大的无菌纱布或棉垫覆盖伤口，再用纱布条或敷料填塞其中，外面加压包扎。缺点是止血不彻底，且增加感染的机会。

5. 止血带止血法

适用于其他方法不能控制的四肢动脉出血。用后可能引起或加重肢端缺血、急性肾功能不全等并发症，分为橡皮管止血法和气囊止血带法。

（1）橡皮管止血法：用左手的拇指、食指、中指持止血带的头端，将长的尾端缠绕肢体一圈后压住头端，再绕肢体一圈，然后用左手食指、中指夹住尾端后，将其从止血带下方拉出，系成一个活结。

（2）气囊止血带法：与橡皮管止血法大致相同。

注意事项：

（1）扎止血带的部位应尽量靠近伤口，上肢扎在上臂的上 1/3 处，切忌扎在中部，以免损伤桡神经。下肢扎在大腿中下 1/3 处，前臂和小腿不宜扎止血带，因动脉从两骨间通过，使血流阻断不全。

（2）上止血带前要用衣服、纱布、棉布或毛巾等物包裹肢体作为衬垫，以免勒伤皮肤。

（3）上止血带松紧适度，以扎紧后血止并摸不到动脉搏动为度。

（4）止血带要作出显著标记（如红色布条），并注明上止血带的时间。止血带连续阻断血流不得超过 1 小时，且每小时要慢慢松开 1~2 分钟。

（5）松止血带前应先输液或输血，准备好止血用品，然后松开止血带。

（6）上气囊止血带时，上肢压力不能超过 40kpa（300mmHg），下肢压力不能超过 66.7kpa（500mmHg）。

6. 直接止血法

上述方法不能有效止血时。

操作方法：用血管钳夹住血管断端，用丝线加扎。由于动脉断端压力较高，为防止丝线脱落，引起再出血的危险，动脉的近端要结扎两次。

缺点：止血效果最理想，但需由一定解剖学、外科学专业知识者操作，否则容易损伤伴行静脉、神经。

【任务要求】

1. 了解出血与休克的关系及现场止血的意义。

2. 掌握常用止血的方法。

3. 掌握常见部位出血的现场处理。

【情境训练】

训练一　四肢出血的现场处理

一、训练目的

（1）根据出血的类型和现场急救条件，学会选择合适有效的止血方法。

（2）掌握正确的止血操作技巧。

二、训练素材

男性伤者，25 岁，因玻璃割伤致右前臂、左食指活动出血，初步检查伤口位于右前臂屈侧中段，约 10cm，可见肌肉暴露，伤口持续搏动性出血，另左食指指腹活动渗血，现场离最近医院车程约 30 分钟。

三、训练方法

（1）辨别出血类型，选择合适的止血方法：伤者右前臂伤口较深且搏动性出血，考虑为动脉出血，其出血量大，送院车程长，指压和包扎止血均不能有效控制出血，应采用止血带止血。左食指末节出血可采用指压法压迫食指根部两侧供血小动脉，外加伤口包扎，可有效止血。

（2）操作方法：止血带扎在上臂上 1/3 处，松紧度以摸不到桡动脉波动为止。止血带要作出显著标记（如红色布条），并注明上止血带的时间。止血带连续阻断血流不得超过 1 小时，且每小时要慢慢松开 1~2 分钟。松开止血带前需准备敷料或干净毛巾局部压迫。

四、训练说明

根据伤者的出血情况，初步判断出血类型，结合现场条件，进行合适的止血操作。

训练二　胸腹部出血的现场处理

一、训练目的

加压包扎止血法的应用。

二、训练素材

男性伤者，45 岁，刀伤致腹部流血，未见腹腔内容物脱出。

三、训练方法

（1）胸、腹部外伤现场一般找不到明确的供血血管，止血以局部加压包扎为主，如有胸、腹腔内容物脱出，不能随便还纳，以容器或干净毛巾、敷料包裹后固定于脱出位置。

（2）操作方法：伤口以干净毛巾、敷料等覆盖，绷带或布条缠绕躯干固定。缠绕时需稍作加压，以不影响伤者呼吸为度。

四、训练说明

根据伤者的出血情况，适当加压包扎，迅速转送医院。

任务三　创伤现场包扎技能训练

【知识储备】

包扎的目的是保护伤口、减少污染、固定敷料、帮助止血和减轻疼痛等。

常用包扎器材：纱布绷带、弹力绷带、三角巾、四头巾、胸带、腹带、丁字裤等。

一、绷带包扎法

绷带包扎法是用途最广、最方便的包扎方法。

（1）环形法：用于肢体粗细相等的部位，如颈部、胸腹部、手腕部等。

操作方法：将绷带作环形缠绕，第一圈稍呈斜形，第二圈将第一圈之斜出一角压于环形圈内，最后环绕数周用胶布或别针固定。

（2）螺旋法：用于肢体粗细相差不等的部位，如肢体、躯干等。

操作方法：由粗往细端方向缠绕，第一圈和第二圈同环形法，第三圈开始将绷带作螺旋形缠绕，每绕一圈重叠上一圈的 1/3 ~ 1/2，由上而下缠绕。

（3）螺旋反折法：用于肢体粗细不等的部位，如小腿、前臂等处。

操作方法：由细到粗端方向，先将绷带作螺旋形缠绕，方法同螺旋法，待到渐粗的地方就每绕一圈在同一部位把绷带反折一下，盖住前圈的 1/3 ~ 2/3，由下而上缠绕。

（4）8 字形法：用于肩、肘、膝、踝等关节部位。

操作方法：将绷带一圈向上，一圈向下缠绕，每圈在正面和前一圈相交叉，并盖住前一圈的 1/2。

（5）回返法：用于头部和断肢残端的包扎。

操作方法：术者将绷带作多次来回反折，助手在绷带反折时压住反折端，第一圈从中部开始，然后各圈一左一右，直至将伤口全部包扎住，再作环形缠绕将所有反折端包扎固定。

注意事项：

（1）术者面向伤员，左手拿绷带头，右手拿绷带卷，将绷带的外面贴近皮肤，自左到右，按既定方向缠绕；

（2）要掌握"三点一走行"，即绷带的起点、着力点、止点及走行方向顺序；

（3）包扎时要注意松紧度适度，以免过松滑脱，或过紧压迫组织致缺血坏死；

（4）关节部位应保持功能位包扎。

二、三角巾包扎法

三角巾包扎法适用于各个部位的包扎，操作简便，但不便加压，也不够牢固。

（1）风帽式：将三角巾顶角和底边中央各打一个结，将顶角放前额，底边放在头颅枕部下方，包住头部，然后将底边两端拉紧向前在下颌前交叉后往后缠绕，在枕后打结（见图5－1）。

（2）面具式：将三角巾顶角打一结，结头放在下颌处，也可以放在额顶部，将底边左右角提起拉向枕后部，交叉压住底边，再经两耳上方绕到前额打结，包好后，在眼、鼻、口处分别剪开洞口即可（见图5－2）。

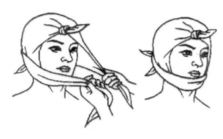

图5－1

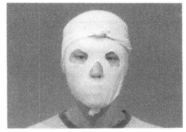

图5－2

（3）蝴蝶式：用两块三角巾顶角相连接即成蝴蝶巾，将蝴蝶巾两角的连接处放在伤侧腋下，围胸打结，然后将另外两角向上提至伤侧肩部打结（见图5－3）。

（4）燕尾式：将三角巾顶角（偏左或偏右）和底边近中点处（偏左或偏右）折叠成燕尾式巾，其间角根据需要而定，一般上肢为65～85度，下肢为90度，包扎胸部时，间角对准胸骨上窝，然后将燕尾底边于背后打结，将打结头向上与两燕尾角在肩上打结即可（见图5－4）。

（5）双巾式：先取一条三角巾将其顶角放在腋下季肋部，取一底角围腰与顶角打结，使另一底角在胸前向上；再用另一条三角巾按同样方式在另一腋下季肋部打结，使其另一底角在背后向上，然后分别拉紧两条三角巾的另一底角，绕肩与相互对应的底边打结即可（见图5－5）。

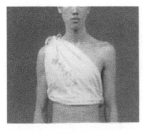
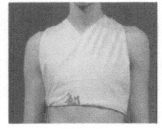
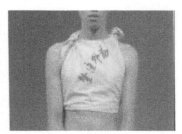

图 5-3   图 5-4   图 5-5

不同部位的三角巾包扎法：

（1）头部包扎法：将三角巾底边的正中点放在前额眉弓上部，顶角经头顶拉到枕后，然后将底边经耳上向后扎紧压住顶角，在颈后交叉，再经耳上到额部拉紧打结，将顶角向上反折嵌入底边用胶布或别针固定（见图5-6）。

（2）上肢包扎法：将三角巾铺于伤员胸前，顶角对准肘关节稍外侧，屈曲前臂并压住三角巾，底边两头绕过颈部在颈后打结，肘部的顶角反折用别针扣住（见图5-7）。

（3）单肩燕尾三角巾包扎法：先将三角巾折成燕尾式巾夹角朝上，放在伤侧肩上，向后的一角压住并稍大于向前的一角，分别经胸、背部拉到对侧腋下打结即可（见图5-8）。

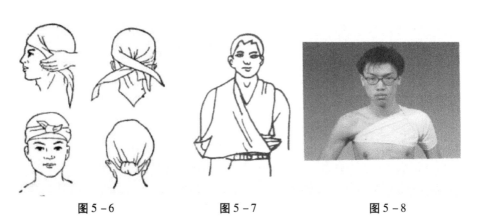

图 5-6   图 5-7   图 5-8

（4）胸背部包扎法：将三角巾底边向下，围绕胸部在背后打结，将顶角绕过伤肩部和底边打结。包扎背部时方法同上（见图5-9）。

（5）下腹（会阴）部包扎法：将三角巾顶角向下，底边向上，两底角围腰在后背部打结，顶角通过会阴部与两底角结头打结即可（见图5-10）。

（6）臀部包扎法：同上，前后调换，结打在前方。也可用蝴蝶式巾包扎，将蝴蝶巾的结固定在会阴部，两三角巾分别包住臀部和下腹部，两三角巾底角于腰两侧分别打结即可（见图5-11）。

（7）手、足部包扎法：将手或足放在三角巾上，顶角在前拉至手背或足背上，然后将底边打结固定。也可将顶角放于手后或足后缠绕打结固定，这样有利于观察指、趾端血液循环的情况（见图5-12）。

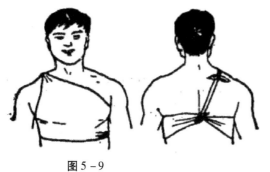

图 5 – 9

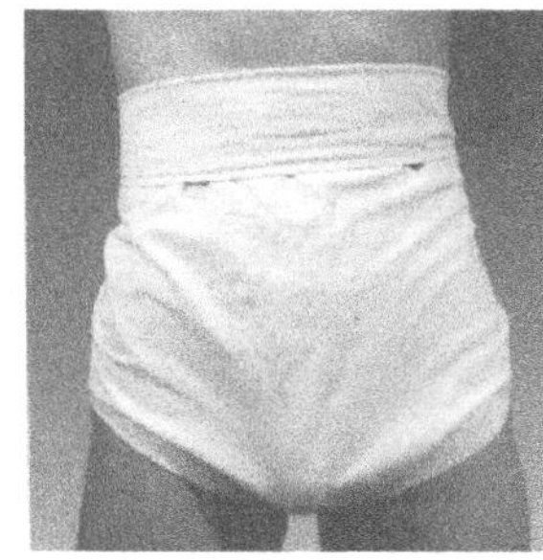

图 5 – 10

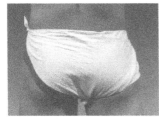

图 5 – 11

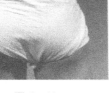

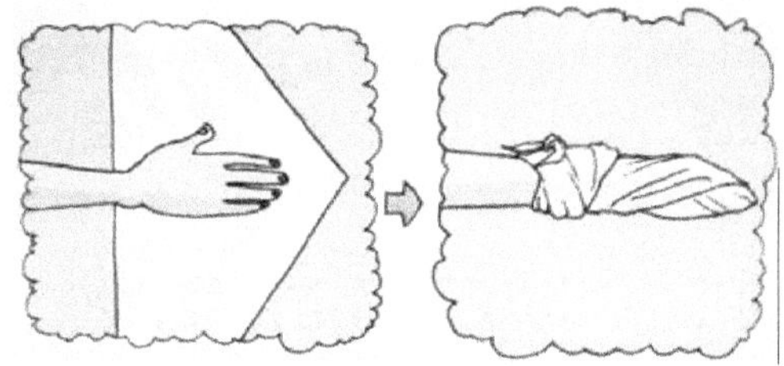

图 5 – 12

三、尼龙网套包扎法

网套具有弹性，适用于手指、头部等绷带不易包扎的部位。

【任务要求】

掌握绷带、三角巾、尼龙网套等在常见受伤位置的包扎方法。

【情境训练】

训练一　绷带包扎踝关节外伤

一、训练目的

掌握绷带 8 字形包扎方法。

二、训练素材

男性伤者，30 岁，右踝关节重物挤压伤，创面部分皮肤撕脱。

三、训练方法

先用敷料或干净毛巾覆盖创面，将绷带第一、二圈重叠缠绕于踝关节以上，接着第三圈斜朝下绕过足跟后往上、绕踝关节后方后往下呈 8 字形交叉，一圈向上，一圈向下，每圈在正面和前一圈相交叉，并盖住前一圈的 1/2。

训练二　尼龙网套包扎头皮出血

一、训练目的

掌握尼龙网套包扎方法。

二、训练素材

男性伤者，50 岁，头部撞伤致头皮出血，意识清醒，未见颅骨凹陷畸形。

三、训练方法

嘱伤者靠椅背坐好，予敷料或干净毛巾多层叠加压迫伤口后，一手固定尼龙网套于伤口辅料上，另一手牵拉网套边缘包裹头部，网套系带扣住下颌部。

四、训练说明

如伤者不能坐立或意识不清，应两人配合操作，一人负责托扶颈背部，一人包扎。

训练三　三角巾包扎胸部伤口

一、训练目的

掌握三角巾包扎方法。

二、训练素材

男性伤者，40岁，枪击致右侧胸壁非贯通伤，伤口活动出血。

三、训练方法

一人托扶伤者坐好，另一人包扎。先用敷料或干净毛巾叠加压迫伤口，三角巾置于胸前伤口处，两底边向下，围绕胸部在背后打结，将顶角绕过伤肩部和底边打结。

任务四　创伤现场固定技能训练

【知识储备】

固定对骨折、关节损伤和大面积软组织损伤等能起到减轻痛苦、减少并发症、有利于伤员转运的作用。固定分内固定和外固定两种，内固定要通过手术方法完成，现场急救无法做到，本节只介绍外固定。

常用固定器材：小夹板、石膏绷带、外展架、骨盆兜、医用胶布等。

一、小夹板固定法

小夹板固定法适用于四肢长骨闭合性骨折。具有固定确实可靠、骨折愈合快、功能恢复好、并发症少等优点。

注意事项：

（1）遇有呼吸、心跳停止者先进行心肺复苏，出血者先行止血，待病情平稳或好转后再固定。

（2）对骨折造成的畸形一般不予整复，若骨折端压迫血管造成远端肢体缺血时，要先牵引，解除压迫后再固定。对开放性骨折，不能把骨折断端送回伤口，只要适当固定即可。

（3）夹板要放在伤侧部位的两侧或下方，固定包扎缠绕至少有两道，夹板应光滑，接触皮肤一侧先用软垫垫起，并用纱布包裹两头。

（4）固定范围应超过上下两个关节，固定时既要牢靠不移，又不可过紧，以捆绑夹板的布带可上下移动1厘米为度。

（5）固定四肢时应尽量暴露手指或足趾，以观察是否手指（足趾）尖发紫、肿胀、疼痛和血液循环障碍等，如有上述迹象，应松绑后重新捆扎。

二、外展架固定法

外展架固定法适用于肿胀较重的上肢闭合性损伤、上臂骨折合并有神经损伤及严重的开放性损伤。有利于消肿、止痛、控制炎症和观察愈合情况。

操作方法：将由铅丝夹板、铝板或木板制成的外展架用石膏绷带固定于伤员的胸廓侧方后，将肩、肘、腕关节固定于功能位（见图 5 - 13）。

三、医用胶布固定法

医用胶布固定法适用于一般肋骨、胸骨骨折。

四、骨盆兜固定法

骨盆兜固定法适用于一般分离型、稳定型骨盆骨折。

五、石膏固定法

对于普通救治者而言，石膏固定法专业要求较高，不适合一般现场固定，在此不详述。

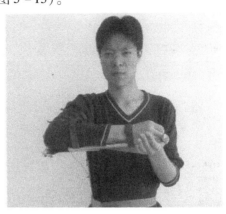

图 5 - 13

【任务要求】
掌握常见骨折部位的固定方法。

【情境训练】

训练一　四肢骨折的固定

一、训练目的
掌握小夹板固定法。

二、训练素材
男性伤者，20 岁，在训练中右掌着地致右前臂疼痛、畸形，右腕关节活动障碍。

三、训练方法
肢体伤后明显畸形为骨折的典型特点，应适当固定。

（1）可先用木板、竹片或杉树皮等削成长宽合适的小夹板。

（2）先在患肢表面放置不同类型的棉垫或分骨垫，再用纱布绷带松松地缠绕固定，以减轻夹板对肢体皮肤的直接压迫。

（3）用两块夹板，置于前臂掌、背侧，长度超过腕关节，外捆以 4~5 道布带，或以纱布绷带固定，松紧度以捆扎布带可上下移动 1 厘米为宜，然后用三角巾或布带悬吊于胸前。

四、训练说明
夹板固定范围应超过骨折处上下两个关节平面，才能有效防止骨折端活动。

单元 五 创伤现场急救

训练二　肋骨骨折的固定

一、训练目的

掌握医用胶布固定肋骨骨折的方法。

二、训练素材

男性伤者，30岁，急刹车时方向盘顶压左侧肋骨致胸痛，呼吸时加剧。

三、训练方法

暴力作用于胸部后致胸痛，呼吸时加剧可考虑肋骨骨折。操作方法：将医用胶布撕成约5cm宽的胶布条，由疼痛所在肋骨的上一肋骨平面到其下一肋骨平面，从上到下依次呈叠瓦状粘贴，重叠1/2～2/3，胶布起止端要分别超过胸、背部中线。

训练三　锁骨骨折的固定

一、训练目的

掌握8字绷带或锁骨带的使用方法。

二、训练素材

男性伤者，25岁，重物砸伤左肩致左肩外展障碍。

三、训练方法

暴力直接作用于锁骨可导致锁骨骨折。检查时可发现锁骨畸形，被动活动伤侧肩关节时闻及骨折端骨擦音可证实锁骨骨折。操作方法：在两侧腋下垫敷料或软布保护皮肤，用绷带在肩背部做8字形固定，并用三角巾或宽布条将前臂吊托于颈上。

训练四　骨盆骨折的固定

一、训练目的

掌握骨盆兜的使用方法。

二、训练素材

男性伤者，40岁，车祸中重物挤压骨盆导致其不能站立，下腹部疼痛。

三、训练方法

暴力作用于骨盆导致下腹部疼痛，检查可发现耻骨联合处压痛，分离，适用于骨盆兜固定。操作方法：伤者取平卧位，骨盆兜置于臀部下方，其宽度上抵髂骨翼，下达股骨大转子，悬吊重量以将臀部抬离床面为宜。

四、训练说明

来自身体两侧方的暴力造成的骨盆骨折多为压缩性骨盆骨折，不适用于骨盆兜固定。

训练五　颈椎、脊柱骨折的固定

一、训练目的

掌握颈椎、脊柱骨折的固定方法。

二、训练素材

男性伤者，30岁，车祸时被追尾，造成颈椎向后甩鞭样运动，继而出现颈部活动障碍。

三、训练方法

颈部剧烈运动后出现活动障碍，确诊骨折前应先按颈椎骨折固定处理，避免造成颈椎、脊髓的二次损伤。

（1）使伤者的头颈与躯干保持直线位置；

（2）用棉布、衣物等将伤者腋下、头两侧垫好，防止左右摆动；

（3）将木板放置在头至臀下，然后用绷带或布带将额部、下颌、肩、上胸、臀部依次固定在木板上，使之稳固。

四、训练说明

颈椎、脊柱骨折的固定重点是保持脊椎水平，避免弯曲、旋转，造成脊柱、脊髓二次损伤。

任务五　创伤现场搬运技能训练

【知识储备】

转运的目的是使病伤员迅速脱离危险地带，减少伤害扩大，减少痛苦，安全迅速地得到专业医疗救治，改善创伤愈后。

常用搬运方法：徒手、担架及常用交通工具等。

一、徒手搬运法

适用于伤势较轻和转运路程又较近的伤员。

1. 单人搬运法

（1）扶持：用于伤情较轻、能站立行走的伤员。救护者站在伤者一侧，使伤员靠近其臂并揽着肩部，然后救护者用外侧的手牵着伤员的手腕，另一手伸过伤员背部扶持其腰部行走。

（2）抱持：对能站立的伤员，救护者站于伤员一侧，一手托其背部，一手托其大腿，将其抱起，对清醒伤员可让其一手抱着救护者颈项部。对卧地的伤员，救护者先一膝跪地，用一手将其背部稍稍托起后，用另一手从其腘窝伸过将伤员抱起。

（3）背负：救护者站在伤员前面，面向同一方向，微屈膝弓背，将伤员背起。胸部损伤者禁用此法。

2. 双人搬运法

（1）椅托式：两救护者在伤员两侧对立，一救护者一手搭于另一救护者肩部，两救护者其余三只手交叉紧握成椅状，伤员坐于其上。

（2）轿式：两救护者四只手交叉紧握成"口"状，伤员坐于其上。

（3）拉车式：两救护者站在伤者一前一后，面向同一方向。后者双手伸过伤员腋下，将其抱在胸前，前者蹲在伤员两腿中间，两手抱住伤者腘窝，将其抬起。

3. 三人搬运法

操作方法：三人一排，一人托住肩胛部，一人托住臀部和腰部，另一人托住双下肢，三人同时将伤员轻轻抬起。

4. 多人搬运法

多人搬运法适用于脊柱损伤的伤员。

操作方法：两人专管头部的牵引固定，使头部始终保持与躯干呈直线的位置，维持颈部不动，另两人托住肩背部，两人托住下肢，协调地将伤员平移到担架上。六人可分两排，面对站立，将伤员抱起。

5. 担架搬运法

担架搬运法适用于脊柱、骨盆、下肢骨折，危重症伤员和较远路程的转运。

操作方法：在现场由 3～4 人将伤员移上担架，注意颈部损伤者应有专人保护头颈部，不要使头颈部屈曲扭转。转运时伤员头部向后，足部向前，这样有利于危重病人头部的血液供应，同时使后面抬担架者随时观察病情变化，抬担架的步伐要一致，平稳前进，尤其是上下坡时应调整高度，尽量使伤员保持水平位。

6. 车辆搬运法

车辆搬运法适用于长距离和紧急伤员的转运。

操作方法：伤员上车后，一般取仰卧位，颅脑损伤及昏迷者应使头部偏向一侧，减少呕吐时误吸，胸部损伤者取半卧位。途中要稳妥，切忌颠簸。

注意事项：

（1）搬运前做好止血、包扎、固定工作。

（2）遇到脊柱损伤者应用硬板担架搬动，切忌一人抱胸、一人抱腿的搬运方式，以免加重脊髓损伤。

（3）运送时伤员头部朝后，以便观察神志、面色、呼吸、出血情况。

（4）在人员、器材未准备好时，切忌随意搬动。

（5）运送途中注意保暖。

【任务要求】

掌握创伤现场搬运的目的、意义和常见方法。

【情境训练】

训练一 多人徒手搬运法

一、训练目的

掌握颈椎、脊柱骨折病人的搬运方法。

二、训练素材

男性伤者，54 岁，因与人发生争执，互相扭打过程中不慎摔倒，造成腰部疼痛、肿胀、活动障碍，初步判断为腰椎骨折。

三、训练方法

（1）操作者四人，其中一人负责牵引、固定头部，维持颈部不动，一人托住肩背部，一人托住臀部，一人托住下肢，协调地将伤员平移到担架上。

（2）整个搬运过程伤者的头颈与躯干保持直线位置，并保持水平位。

四、训练说明

颈椎、脊柱骨折的搬运重点是保持脊椎水平，避免弯曲、旋转，造成脊柱、脊髓的二次损伤。

训练二　担架搬运

一、训练目的

掌握常见危重病人的搬运方法。

二、训练素材

女性伤者，65岁，有高血压、冠心病史多年，因与家人发生口角，情绪激动，自感头晕、头痛，视物旋转，继而站立不稳、倒地，不省人事。

三、训练方法

（1）操作者四人，搬运工具为折叠式担架。

（2）首先由三人合作，一人双手从腋下环抱患者上半身，一人托住患者臀部，一人托住患者双下肢，协调地将病人抬起平放到担架上。

（3）四人合作，每人分别握持住担架的一个手柄，同时抬起担架，步调一致地平稳前进。

四、训练说明

担架搬运时伤员应头部向后，足部向前，以利于危重病人头部的血液供应，同时后面抬担架者要随时观察病情变化，尤其是上下坡时应调整高度，尽量使伤员保持水平位。

常见危重病症现场救护

危重病症（Critical Emergency）是指突然发生可直接危及病人生命的临床症候群。急救（First Aid）则是指在发生威胁生命的危象的现场，立即对病人采取紧急、合适的救治措施。其可发生在任何时间、任何地点、任何人群。急救具有以下特点：地点随机性、时间紧迫性、病情复杂性、措施灵活性、医疗风险性。急救的目的就是抢救与维护生命，预防继发损伤，安全运送与监护。一些危重病症，如果能够得到现场及时、有效、优质的院前急救服务和基层的抢救，并将"急救接力棒"传递给医院，这些病人的抢救成功率、生存率会明显提高。作为一名警察，掌握初级卫生救护知识和技能，利人利己，可以在紧急情况下为伤病者提供挽救生命的重要帮助，有利于推动社会主义精神文明建设，与国际现场急救模式接轨。本单元着重介绍一些常见危重病症的现场救护知识。

任务一 循环系统急症

【知识储备】

一、休克

1. 概念

休克是指因为感染、创伤或应激等因素，使得全身有效循环血量急剧减少，导致组织细胞缺氧以及器官功能障碍的临床病理生理过程。

2. 主要表现

（1）烦躁不安或神志淡漠、嗜睡、昏迷；

（2）皮肤苍白或发绀，有时伴大汗，肢体湿冷；

（3）尿少 [<0.5ml/（kg·h）] 或者无尿；

（4）脉搏细弱或不能扪及；

（5）测收缩压低于90mmHg或者较基础血压下降40mmHg。

3. 现场救护要点

（1）平卧位，下肢略抬高，头后仰并偏向一侧，保持呼吸通畅；

（2）给低体温者保暖，高热者降温；

（3）对外伤出血引起者，立即止血；

（4）有条件的给予吸 O_2（氧气），测血压，并注意 R（呼吸）、P（脉搏）、BP（血压）变化；

（5）紧急呼叫 EMS（Emergency Medical Service，救援医疗服务，救援医疗服务系统是具有手里应答呼救功能的专业通讯指挥，承担院外救护的机构），或送至就近医院救治。

二、晕厥

1. 概念

晕厥（Syncope），亦称昏厥，是一时性广泛性脑供血不足所致的短暂意识丧失状态，发作时病人因肌张力消失不能保持正常姿势而倒地。一般为突然发作，迅速恢复，很少有后遗症。

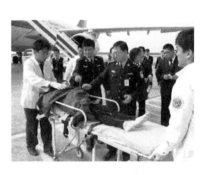

图 6-1

2. 主要表现

（1）面色苍白、出冷汗、恶心、乏力；

（2）发绀、呼吸困难；

（3）抽搐、头痛、呕吐；

（4）呼吸深而快、手足发麻。

3. 现场救护原则

（1）立即平卧，头部略放低位；

（2）头转向一侧，防止呕吐误吸；

（3）保持室内空气清新，解开衣领，维持呼吸道通畅；

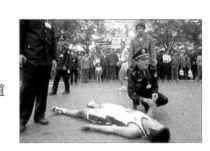

图 6-2

（4）有条件的给予吸 O_2，检测 R、P、BP 变化；

（5）情况不见好转时，立即呼叫 EMS。

三、心绞痛

1. 概念

心绞痛是指冠状动脉粥样硬化狭窄导致冠状动脉供血不足，心肌暂时缺血与缺氧所引起的以心前区疼痛为主要临床表现的一组综合征。

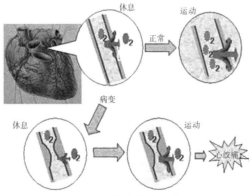

图 6-3 心绞痛发病示意图

2. 主要表现

（1）发作诱因：精神打击、情绪激动、受寒、过饱、体力活动和劳累后等，均可诱发冠心病人发生心绞痛。

（2）疼痛部位：典型者表现为胸骨后痛，位于胸骨体的中上段，部分病人可波及心前区，疼痛的范围约手掌大小，常向左肩、左上臂内侧放散，一直可达无名指和小指。临床上也可见到不典型者，疼痛表现在上腹部、颈部、下颌部或咽部等，应引起高度的警惕。

（3）疼痛性质：典型的心绞痛表现为胸骨后压榨性或紧缩性闷痛，常伴有窒息感。常常迫使病人不自觉地停止原来正在进行的活动，或迫使病人从梦中惊醒。

（4）疼痛时间：典型者大多发作时间短暂，每次历时 3～5 分钟，很少超过 15 分钟。若疼痛剧烈难忍，并持续 30 分钟以上，休息或服用硝酸甘油片不能缓解，而且这种疼痛反复发作时，多为急性心肌梗死，病情更为严重。

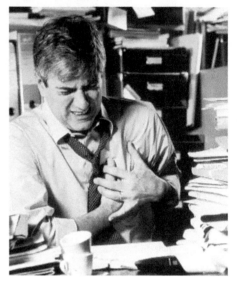

图 6-4

（5）缓解方法：典型者大多在停止诱发症状的活动后稍事休息，疼痛即可缓解；病情较重者一般在舌下含服硝酸甘油后 1～5 分钟也可缓解。

3. 现场救护原则

（1）休息：安慰病人思想尽量放松，避免过分精神紧张。帮助病人处于疼痛最轻的体位，解开衣领腰带，鼓励其保持平静，坐下或卧床休息。如在冬季野外发病，应注意保暖，迅速呼叫 EMS，说清病情，等待专业人员救援。

（2）药物：立即从病人备用的急救药盒中取出硝酸甘油 1～2 片（0.3～0.6 毫克）舌下含服，在 1～2 分钟内就能奏效，持续时间约 0.5 小时，如无缓解，10 分钟后再含服 1 片，若仍无效，10 分钟后可再含服 1 片；或取硝酸异山梨酯 1～2 片（5～10 毫克）舌下含服，一般 5 分钟奏效，持续作用 2 小时。同时可口服 1～2 片安定，以起到镇静和镇痛作用。

（3）密切注意病人意识、呼吸、心率、血压。

四、猝死

1. 概念

猝死是指平时貌似健康的人，因潜在的自然疾病突然发作或恶化而发生的急骤死亡。更准确的解释则是：器官不堪负荷而身亡的，都称之为猝死。猝死是由于使用器官强度过大造成的，就像电脑一次性使用过度会死机一样。

2. 主要表现

（1）突然发病，情况凶险，90% 心脏原因猝死往往在发病 1 小时内；

（2）该类病人常有心脏疾患，如急性冠脉综合征、心绞痛、心肌梗死、心肌病等；

（3）常在心肌梗死、情绪激动或者过度运动后发病。

3. 现场救护原则

（1）立即判断意识、呼吸、循环体征；

（2）第一目击者立即实施心肺复苏；

（3）有条件时立即使用体外心脏除颤；

（4）紧急呼叫 EMS，继续 CPR，等待专业人员救援。

【范例分析】

患者刘某，男，19 岁，因斗殴被刀刺致腹部流血，昏迷 5 分钟后由旁人拨打 110。现场目击者称该患者 10 分钟前与他人斗殴，被他人用水果刀捅入腹部，致腹部大量流血，随即倒地，四肢挣扎，继而昏迷。

现场查体：P 为 154 次/分，R 为 32 次/分，BP 为 80/40mmHg。昏迷状态，口唇苍白，呼吸微弱，双肺呼吸音低。心率 154 次/分，心音低弱。左下腹部可见一大小为 1.5cm×4.0cm 的开放性伤口，可见鲜红色血液不断涌出，衣服红染，地面可见一滩血。

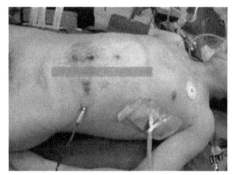

启发与思考：

（1）该病例的临床诊断是什么？

（2）简述其现场急救原则。

图 6-5

【任务要求】

（1）认识警务人员进行休克、晕厥、心绞痛以及猝死现场急救的现实意义。

（2）掌握休克、晕厥、心绞痛以及猝死现场急救的要点。

【情境训练】

训练一 休克的现场急救

一、训练目的

（1）掌握休克的主要表现。

（2）学会针对休克的现场急救。

二、训练素材

王某，男，22 岁，某监狱服刑人员。因高热，乏力，少尿 3 天，昏迷 3 分钟，在监狱医院监区现场抢救。经检查，T 为 39.7℃，P 为 166 次/分，R 为 28 次/分，BP 为 70/42mmHg。昏迷状态，口唇苍白，四肢末端发紫，皮肤弹性差。

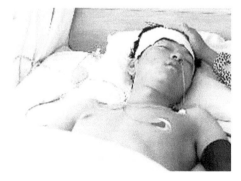

三、训练方法

（1）根据休克的临床表现，对患者进行评估，判断是否休克。

（2）结合休克的现场急救要点，进行现场施救。

图 6-6

单元 六 常见危重病症现场救护

四、训练说明

根据检查到的患者的生命体征情况，初步评估其病情（休克）的严重程度，实施现场急救。

训练二 晕厥的现场急救

一、训练目的

（1）掌握晕厥的主要表现。

（2）学会晕厥的现场急救。

二、训练素材

郑某，男，46岁，潮州人，某监狱服刑人员。因发热，未进食3天，晕厥1分钟，在监狱医院监区现场抢救。经检查，T为37.7℃，P为136次/分，R为28次/分，BP为100/62mmHg。额头可见汗珠，口唇苍白。急查指尖血糖显示：2.8mmol/L。

三、训练方法

（1）根据晕厥的临床表现，对患者进行评估，积极寻找、祛除原发病因。

（2）结合晕厥的主要表现、现场急救要点，进行现场施救。

四、训练说明

根据检查到的患者的生命体征情况，初步评估其病情（晕厥）的严重程度，实施现场急救。

训练三 猝死的现场急救

一、训练目的

（1）学会判断病人是否猝死。

（2）掌握猝死的现场急救。

二、训练素材

王某，男，54岁，某监狱服刑人员。因突发心跳、呼吸停止2分钟在监狱医院监区现场抢救。经检查：T为不升，P为0次/分，R为0次/分，BP为0/0mmHg。

三、训练方法

（1）根据病史、现场检查到的生命体征情况，确定是否猝死。

（2）结合猝死的主要表现、现场急救要点，实施现场急救。

四、训练说明

根据检查到的患者的生命体征情况，实施现场急救。

【延伸阅读】

童警官，一路走好

一位看守所民警在连续工作18个小时后，因突发心肌梗死去世，年仅35岁。噩耗传出，他分管的在押人员在监仓设简易灵台为他举行祭祀。该名民警名叫童惠康，是广东惠州市惠阳区看守所民警。当天到次日凌晨2时，连续工作18个小时的童惠康，突感到胸口发闷，喘不过气来。看守所的医生劝他到医院检查一下，童惠康却说："天气转冷，我要提醒在押的那些人预防感冒！"次日上午11时30分，童惠康照样准时来到看守所进行例行检查。14时40分，童惠康进到110监仓，对一审判死刑的赖某说自己弟弟近日结婚，他要休假几天。一直胸痛难忍的童惠康艰难地走进监控室，在看守所做临时工的妻子张燕群发现丈夫一头冷汗，呼吸困难，意识到情况不妙。值班副所长伍新华接报后，立即派民警开车送童惠康直奔附近医院。在路上，童惠康开始说不出话来。20时20分，童惠康因突发心肌梗死去世。他留给在押人员赖某的最后一句话是："我休假的这段时间，你千万不要闹情绪。"当晚，童惠康去世的消息传到他所分管的惠阳看守所109监仓、110监仓，46名在押人员哭成一片。受到童惠康重点帮教的赖某因涉嫌贩毒，一审被判死刑。他

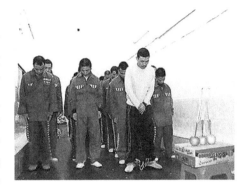

图 6 - 7

向值班民警请示，在监仓外自设一个小灵台，46名在押人员逐一申请，到灵台前拜祭。

（摘自《羊城晚报》）

任务二 呼吸系统急症

【知识储备】

一、支气管哮喘

1. 概念

支气管哮喘（Bronchial Asthma），简称哮喘，是一种由多种炎症细胞参与的气道慢性炎症。临床表现主要为反复发作性的喘息、呼气性呼吸困难、胸闷或咳嗽等，常于夜间和（或）清晨发作、加重，部分病人可自行缓解或经治疗后缓解。

2. 主要表现

（1）反复发作的喘息、呼吸困难、胸闷、气促或者咳嗽；

（2）发绀，烦躁不安，呼吸频率大于30次/分；

（3）常有大汗，不能平卧，喜坐位或前弓位，不能入睡，气喘、说话不连贯甚至语不成声；

（4）胸廓饱满，胸廓运动度下降，胸廓辅助肌参与呼吸，出现胸腹矛盾呼吸；

（5）嗜睡，甚至意识模糊。

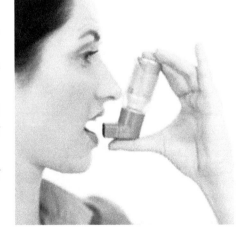

图 6 - 8

3. 现场救护原则

（1）安静卧床，头部抬高，有条件的可吸 O_2；

（2）尽快缓解气道阻塞，保持呼吸通畅，头偏向一侧，注意清理呕吐物；

（3）使用患者自备的平喘药：喷沙丁胺醇、特布他林、异丙托溴铵气雾剂等（使用方法：先摇匀，再打开药瓶，在患者深吸气时对准呼吸道喷洒，每次1～2喷，然后

嘱患者稍憋气）；

（4）紧急呼叫 EMS，等待专业人员救治。

二、大气道阻塞

1. 原因

不慎将瓜子、花生、豆类等食物呛入气管；牙齿意外脱落被吸入气管；昏迷病人将呕吐物、血液等吸入气管。

2. 主要表现

（1）呛咳、憋喘、口唇青紫及呼吸困难。严重者出现三凹征（即胸骨上窝、锁骨上窝和肋骨间的肌肉凹陷），不能说话（失声），甚至窒息。

（2）发绀，烦躁不安，呼吸频率大于30 次/分。

（3）常有大汗，不能平卧，喜坐位或前弓位，不能入睡，气喘、说话不连贯。

（4）病人常常不由自主地用手呈"v"字状地紧贴于颈部，这成为一个特殊典型的体征。

（5）嗜睡，甚至意识模糊。

3. 现场救护原则

（1）清除异物：意识清楚，能强力咳嗽者，应鼓励患者坚持用力咳嗽，力争自行把异物咳出或者鼓励自救。

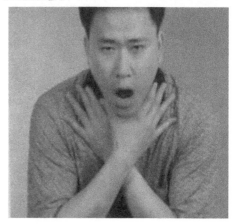

图 6 - 9

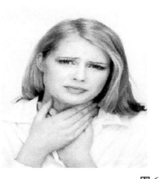

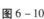

图 6 - 10

（2）若病人呼吸困难明显，无力咳嗽，面色发绀，提示严重阻塞；病人不能说话，不能咳嗽，不能呼吸，提示完全阻塞。应争分夺秒，就地急救。先祛除口腔、鼻咽异物、血块、假牙等。

（3）若痰、呕吐物反流或者咯血块阻塞，采用头低脚高侧卧位，进行背部叩击。对于不能简单徒手取出者，若能自救，患者可用自己的手或椅背、桌旁顶在上腹部，快速而猛烈地挤压，随即放松，可重复次数。如不能自救，应进一步采取手法处理，如海默立克手法——手拳或手掌冲击法。其原理是通过用手握拳冲击腹部，引起胸腔压力瞬间增高后，迫使肺内空气排出，形成人工咳嗽，使呼吸道内的异物上移或吐出。

具体操作如下：

①立位腹部冲击法：适用于意识清醒的患者。取立位，急救者站在患者背后，让患者弯腰，头部前倾，以双臂环绕其腰，一手握拳，放于上腹正中、肚脐上方，另一手紧握此拳，快速向内、向上冲击，连续 6～10 次，造成人工咳嗽，吐出异物。每次冲击应是单独、有力的动作，应注意用力方向，防止胸部和腹内脏器损伤。

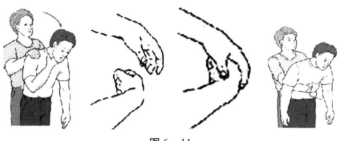

图 6 - 11

②卧位腹部冲击法：适用于意识不清的患者。将患者置于仰卧位，使头后仰，开放气道。急救者以跪姿骑跨在患者的大腿两侧，以一手的掌根平放在其腹部正中线、肚脐略上方，不能触及剑突。另一只手直接放在第一只手的手背上，两手重叠，一起快速向内向上冲击伤病者的腹部，连续 6～10 次，然后检查异物是否排至口腔内，若在口腔内，用手取异物法取出。若无，可再冲击腹部 6～10 次后进行检查。

③背部拍击法：适用于意识清醒的患儿。将患儿骑跨并俯卧于急救者的胳膊上，头低于躯干，手握住其下颌，固定头部，并将其胳膊放在急救者的大腿上，然后用另一只手的掌部用力拍击患儿两肩胛骨之间的背部 4～6 次，使呼吸道内压骤然升高，有助于松动异物和排出体外。

以上方法无效时，紧急情况下可行环甲膜穿刺术，并急送医院取异物。

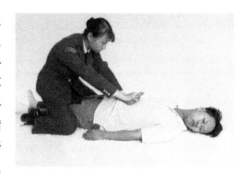

图 6 - 12

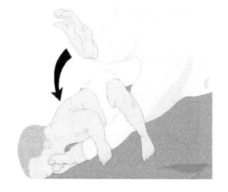

图 6 - 13

三、溺水

1. 概念

溺水又称淹溺，是由于人体淹没在水中，呼吸道被水堵塞或喉痉挛引起的窒息性疾病。溺水时可有大量的水、泥沙、杂物经口、鼻灌入肺内，引起呼吸道阻塞、缺氧、昏迷甚至死亡。若不及时救治，4～6 分钟内即可造成呼吸、心脏骤停而死亡。因此，遇到溺水时，必须争分夺秒地进行现场急救，切不可急于送医院，失去宝贵的抢救时机，溺水的抢救时间可延长至 1 小时以上。

2. 主要表现

（1）病人全身水肿，发绀，双眼充血，口鼻充满血性泡沫、泥沙或藻类，手、足皮肤皱缩苍白，四肢冰冷；

（2）胃充水扩张；

（3）昏迷，瞳孔散大，呼吸困难，双肺有罗音，心音低且不规则，血压下降。

3. 现场救护要点

（1）对溺水者的抢救，必须争分夺秒。

（2）自救：头后仰，口向上，尽量使口鼻露出水面，进行呼吸，不能将手上举或挣扎，以免使身体下沉。

（3）溺水救护者要镇静，尽量脱去外衣、鞋、靴等，迅速游到溺水者附近，看准位置，用左手从其左臂或身体中间握其右手，或拖头部，然后仰游拖向岸边。注意不要被溺水者紧抱缠身，以免累及自身。

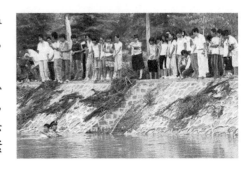

图 6-14

（4）溺水者被救起后应立即清除口鼻中的泥沙污物，将舌拉出，保持呼吸道通畅。如尚有心跳、呼吸，可将溺水者俯卧，头低，腹垫高，压其背部排出肺、胃内积水。其方法是：救生者一腿跪地，另一腿屈膝，将溺水者腹部横放在救护者屈膝的大腿上，头部下垂，后压其背部，将胃及肺内积水倒出。

（5）如呼吸、心跳停止，立即进行人工呼吸和胸外心脏按压，如口对口呼吸、气管插管、吸氧等。

经过上述抢救后必须立即送医院继续进行复苏后的治疗。

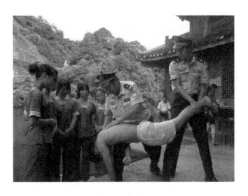

图 6-15

【范例分析】

患者，女，29岁，某女子戒毒所学员。因呼吸困难，不能平卧20多小时。该学员于昨天感鼻咽部发痒，流清涕，打喷嚏，随后即胸闷、咳嗽、咳白色黏液痰，并觉呼吸困难，不能平卧。值班医生给其服用"氨茶碱片"不见好转。上午突然呼吸困难加重，气急不能平卧，张口呼吸，喘鸣严重，大汗淋漓，四肢厥冷。既往有过类似发作史。

查体：T为37.6℃，P为124次/分，R为32次/分，BP为100/60mmHg。急性重病容，表情痛苦，端坐体位。口唇发绀，颈静脉怒张，胸廓较膨满，双侧语颤减弱，叩诊过清音，双肺满布哮鸣音，湿罗音少许。心音纯律整，肝肺未触及。

辅助检查：外周血 WBC 8.0×10⁹/L，其中中性粒细胞0.70，淋巴0.22，嗜酸粒细胞0.08，X线透视为肺气肿迹象，两肺纹理粗乱。

启发与思考：

（1）该病例的临床诊断是什么？

（2）简述其现场急救原则。

【任务要求】
（1）认识警务人员进行支气管哮喘、大气道阻塞以及溺水现场急救的现实意义。
（2）掌握支气管哮喘、大气道阻塞以及溺水现场急救要点。

【情境训练】
训练一 支气管哮喘的现场急救
一、训练目的
（1）掌握支气管哮喘的主要表现。
（2）学会支气管哮喘的现场急救。
二、训练素材

赵某，男，44 岁，某监狱服刑人员。因咳嗽，喘憋 3 天，病情加重，伴大汗淋漓 10 分钟，在监狱医院监区抢救。经检查，T 为 37.7℃，P 为 156 次/分，R 为 33 次/分，BP 为 160/82mmHg。神清，呼吸费劲，口唇发绀，颈静脉怒张，双肺满布哮鸣音，湿罗音少许。四肢末端发紫。

三、训练方法
（1）根据支气管哮喘的临床表现，对患者进行现场诊断。
（2）结合支气管哮喘的主要表现、现场急救要点，进行现场施救。
四、训练说明
根据检查到的患者的情况，初步评估其病情的严重程度，实施现场急救。

训练二 大气道阻塞的现场急救
一、训练目的
（1）掌握大气道阻塞的主要表现。
（2）学会大气道阻塞的现场急救。
二、训练素材

刘某，男，46 岁，某监狱服刑人员，轻度痴呆。因吃花生时突然呛咳、憋喘、呼吸困难 6 分钟，伴大汗淋漓，急送监狱医院监区抢救。体查：T 为 36.7℃，P 为 156 次/分，R 为 33 次/分，BP 为 132/72mmHg。神清，口唇发绀，颈静脉怒张，喜用手呈"v"字状地紧贴于颈部。双肺呼吸音低。

三、训练方法
（1）根据大气道阻塞的临床表现，对患者进行现场诊断。
（2）结合大气道阻塞的主要表现、现场急救要点，进行现场施救。
四、训练说明
根据检查到的患者的情况，初步评估其病情的严重程度，实施现场急救。

训练三 溺水的现场急救
一、训练目的
（1）掌握溺水的主要表现。
（2）学会溺水的现场急救。

二、训练素材

张某，女，26岁，个体户。因失恋跳江，由路人急打110电话求救。

三、训练方法

（1）根据溺水的主要表现，对患者病情进行现场评估。

（2）结合溺水的主要表现、现场急救要点，进行现场施救。

四、训练说明

根据检查到的患者的情况，初步评估其病情的严重程度，实施现场急救。

【延伸阅读】

明星与支气管哮喘

长久用来，哮喘病似乎一直与明星们有着不解之缘，它与某些明星"朝夕相处、至死不离"。明星们时时遭受着哮喘的折磨，忍受着哮喘带来的痛苦，不少明星甚至因此离世。明星到底怎么了？他们与哮喘结了什么仇恨，使哮喘总是阴魂不散地跟着他们？

哮喘是明星的一大敌，最令人头痛的是，哮喘的复发毫无先兆，若是在工作期间哮喘复发，简直令明星们无法忍受。

即使是桀骜不驯的谢霆锋也无法与哮喘对抗。谢霆锋的哮喘属于先天失调，一出生即有哮喘病，虽然从小就进行药物控制，但是仍无法根治。谢小天王对自己的哮喘一直很小心，平时随身都会携带药剂喷雾、气管扩张器以防万一。在饮食方面也颇注意，尽量少喝酒，免得刺激过深。最令他后怕的一次是在日本开个唱时，因一时未能适应当地寒冷的天气，导致哮喘复发，幸好是在个唱结束之后，不然后果不堪设想。之后他在昆明拍摄电影《玉观音》，也时时有哮喘复发的危险。当初为了能在许鞍华的电影中出演角色，不顾有哮喘病就答应接拍，他母亲和英皇公司都十分紧张，还为他买了多重保险。

至于郑秀文则是因身体累坏而导致哮喘病，当年还未成为歌坛天后的郑秀文，铆足劲减肥，铆足劲上通告，即使生病也不休息、不敢多吃营养的食物，长期内分泌失调，有再强的身体底子也承受不了，于是感冒久久未愈的郑秀文，终于变成哮喘病缠身，无法根治。当初为了摆脱"肥妹"的绰号，郑秀文曾强制自己减肥到46公斤，但贪嘴的习惯可改，哮喘就无法预料。每当天气转冷，她就会哮喘复发，不仅自己饱受痛苦，而且形象也受到损害。为了控制病情需要服食含有类固醇的哮喘药，但这些药有引发眼肿、脸肿、身形变胖等副作用。2002年郑秀文带病到气温只有15°C的四川峨眉山拍摄贺岁片《百年好合》，病情再度恶化，她回港后足足病了10天，因此无法拍摄百事可乐的广告，最后对方只好取消了此次的拍摄工作。现在郑秀文对于身体保养很注意，尤其是冬天脖子部分首重保暖，免得刺激气管过分收缩而引发气喘。

杜德伟也患有先天性哮喘，在他十多岁时，哮喘被治愈，可当他做了歌手后，由于经常熬夜工作，使得身体的抵抗力变差了，哮喘又复发了。现时，杜德伟意识到健康的重要性，开始致力于锻炼身体，增强抵抗力。他说，出外工作时也会带一支哮喘特效喷剂。

朱孝天在新加坡读书的时候就得了哮喘病，由于病情过重，以至于后来无法服兵役。

曾经飞越黄河的"车神"柯受良，因饮酒过量引起哮喘发作而死亡。

赵本山在《落叶归根》首映式发布会结束时发生意外，可能因长期工作积劳成疾，哮喘病复发，并引起心脏不适，被迫取消了之后的媒体专访。

任务三 代谢障碍引起的急症

【知识储备】

糖尿病昏迷

1. 概念

糖尿病昏迷是由糖尿病引起的一组以意识障碍为特征的临床综合征。多发生于治疗用药不规范，如剂量不足或过量，又或者糖尿病人同时患有其他疾病的情况下；若不及时处理，常导致死亡。

2. 主要表现

（1）血糖急剧升高。

①多数病人尚未被诊断为糖尿病，更未进行过治疗；

②起病隐袭，相对缓慢，表现为烦渴多饮、多尿、恶心、厌食、疲倦乏力、头痛嗜睡，持续数天后出现神经症状，如定向障碍、幻觉、偏瘫甚至昏迷，易被误诊为脑中风；

③明显失水和血糖升高是其特点，失水可达体重的15%，病人皮肤弹性差，眼眶凹陷，眼压下降，口唇干裂，脉细弱。

（2）血糖急剧降低。

①多数病人心慌、手抖、焦虑、大汗、有饥饿感，口唇及舌麻木；

②反应迟钝、言语不连贯，甚至胡言乱语；

③病人皮肤凉，潮湿多汗，脉搏快而饱满；

④严重者精神和神志会改变，甚至昏迷。

3. 现场救护原则

①安静卧位，保持呼吸道通畅，头偏向一侧；

②有条件者可立即查血糖，鉴别昏迷性质；

③判断困难时，不可贸然采取喝糖水等措施；

④紧急呼叫EMS，等待专业人员进一步救治。

【范例分析】

患者陈某，男，47岁，韶关人，某监狱服刑人员。因昏迷2小时由监狱急救车急送入院。监管干警称该病犯近日因"感冒"而食欲差，今日卧床未进食，2小时前逐渐出现精神萎靡、心慌、双手颤抖、大汗淋漓，喝水休息后未见明显缓解，随即昏迷。

既往2型糖尿病，一直服用"二甲双胍"，平时血糖控制尚可。

查体：T为36.5℃ P为124次/分，R为25次/分，BP为100/60mmHg。昏迷状态，口唇苍白，呼吸微弱，双肺呼吸音低。心率124次/分，心音低弱。腹平，肠鸣音弱。四肢肌张力差。

启发与思考：

（1）该病例的临床诊断可能是什么？

（2）简述其现场急救的原则。

【任务要求】

1. 认识警务人员进行糖尿病昏迷现场急救的现实意义。

2. 掌握糖尿病昏迷的主要表现、现场急救的要点。

【情境训练】

糖尿病昏迷的现场急救

一、训练目的

（1）掌握糖尿病昏迷的主要表现。

（2）学会糖尿病昏迷的现场急救。

二、训练素材

谢某，男，46 岁，某监狱服刑人员。因多饮，乏力 6 年，昏迷 5 分钟，在监狱医院监区现场抢救。平时一直服用"二甲双胍"，血糖控制尚可。经检查，T 为 36.7℃，P 为 136 次/分，R 为 28 次/分，BP 为 110/72mmHg。呈昏迷状态，四肢末端发紫，皮肤弹性差。急查血糖：26.8mmol/L。

三、训练方法

（1）根据糖尿病昏迷的临床表现，对患者病情进行初步评估。

（2）结合糖尿病昏迷的现场急救要点，进行现场施救。

四、训练说明

根据检查到的患者的生命体征情况，初步评估其病情的严重程度，实施现场急救。

任务四　急性脑血管病

【知识储备】

一、高血压脑病

1. 概念

高血压脑病（Hypertensive Encephalopathy）是指在高血压病中发生急性血液循环障碍，引起脑水肿和颅高压而产生的一系列临床表现，除血压突然升高外，常伴剧烈头痛与神志改变，有时候出现肢体活动障碍。

2. 主要表现

（1）过度劳累、紧张和情绪激动是诱因；

（2）血压升高尤以舒张压升高为主，舒张压常超过 120mmHg；

（3）弥漫性头痛，初呈兴奋、烦躁不安，继而精神萎靡、嗜睡，甚至昏迷；

（4）呕吐，有时候呈喷射性；

（5）偏盲、黑蒙、一次性偏瘫、半身感觉障碍，甚至失语。

3. 现场救护原则

（1）安静卧床，头部抬高，有条件可吸氧气，不可饮水和进食；

（2）对于昏迷者，保持呼吸通畅，头偏向一侧，注意清理呕吐物；

（3）紧急呼叫 EMS，等待专业人员救治。

二、急性脑血管意外

1. 概念

急性脑血管意外俗称"脑中风"，又叫脑卒中（Stroke），是指因各种诱发因素引起脑内动脉狭窄、闭塞或破裂，而造成急性脑血液循环障碍，临床上表现为一次性或永久性脑功能障碍的症状和体征，分为缺血性和出血性两类。

2. 主要表现

（1）多发于中老年人，情绪激动、活动、暴冷是诱因；

（2）意识障碍、烦躁不安，严重者持续昏迷；

（3）头痛、呕吐、呃逆；

（4）血压升高、呼吸变快，重症者呼吸深而慢；

（5）体温升高；

（6）面部、肢体麻木、麻痹，肢体偏瘫。

3. 现场救护原则

（1）安静卧床，头部抬高，有条件可吸氧气，不可饮水和进食；

（2）昏迷者，保持呼吸通畅，头偏向一侧，注意清理呕吐物；

（3）紧急呼叫 EMS，等待专业人员救治，搬运时应注意减少震动。

【范例分析】

患者江某，男，32 岁，广西人，某监狱服刑人员。因突然神志不清 2 小时，由监狱救护车急送某司法警察医院。监管干警称该患者 2 小时前吃晚餐时，突然神志不清。呕吐一次，为胃容物，约量 200g。伴大小便失禁。既往有静脉药瘾史。

查体：R 为 25 次/分，P 为 124 次/分，BP 为 124/82mmHg。浅昏迷状态，呼吸深快，双瞳孔等大等圆，直径约 3.0mm，对光反射迟钝。双肺呼吸音粗。心率 124 次/分，律齐。腹平，肠鸣音低。左侧肢体肌张力高，左侧巴氏征阳性。

启发与思考：

（1）该病例的临床诊断考虑什么？

（2）简述其现场急救原则。

【任务要求】

（1）认识警务人员进行急性脑血管病现场急救的现实意义。

（2）掌握急性脑血管病的主要表现、现场急救要点。

【情境训练】

训练一　高血压脑病的现场急救

一、训练目的

（1）掌握高血压脑病的主要表现。

（2）学会高血压脑病的现场急救。

二、训练素材

陈某，男，46 岁，某监狱服刑人员。患"高血压病"6 年，烦躁、昏迷 5 分钟，在某司法警察医院现场抢救。平时一直服用"寿比山"、"尼莫地平片"，血压控制尚可。经检查，T 为 36.7℃，P 为 136 次/分，R 为 28 次/分，BP 为 210/122mmHg。昏迷状态，躁动，呼吸深快，双下肢肌张力稍高，病理征未引出。

三、训练方法

（1）根据高血压脑病的临床表现，对患者病情进行初步评估。

（2）结合高血压脑病的现场急救要点，进行现场施救（提供尽可能多的急救措施）。

四、训练说明

根据检查到的患者的生命体征情况，初步评估其病情的严重程度，实施现场急救。

训练二　急性脑血管意外的现场急救

一、训练目的

（1）掌握急性脑血管意外的主要表现。

（2）学会急性脑血管意外的现场急救。

二、训练素材

石某，男，46 岁，江门人，某监狱服刑人员。患高血压病 8 年，突发头痛、昏迷 20 分钟，在某司法警察医院抢救。平时一直服用"复方降压灵"，血压控制尚可。经检查，T 为 37.6℃，P 为 134 次/分，R 为 32 次/分，BP 为 226/124mmHg。昏迷状态，双瞳孔对光反射无，左侧瞳孔 4.0mm，右侧瞳孔 4.0mm。呼吸深快，颈稍抵抗，双肺呼吸音粗，左侧下肢肌张力稍高，病理征未引出。急诊头颅 CT：右侧脑室出血。

三、训练方法

（1）根据急性脑血管意外的临床表现，对患者病情进行初步评估。

（2）结合急性脑血管意外的现场急救要点，进行现场施救。

四、训练说明

根据检查到的患者的生命体征情况，初步评估其病情的严重程度，实施现场急救。

单元七
常见中毒的现场急救

◆

任务一　食物中毒

【知识储备】

一、概述

食物中毒是指人食用被污染的食物或进食有毒食物引起的疾病。它的特点是潜伏期短、短时间内突然地发病，可有多数人同时发病，食物中毒病人一般具有相似的临床症状，多数人表现恶心、呕吐、腹痛、腹泻等消化道症状。发病与食用某种食物有明显关系。发病范围局限在食用该有毒食物的人群。

二、食物中毒的分类

1. 细菌性食物中毒

细菌性食物中毒是指摄入含有细菌或被细菌毒素所污染的食品而引起的食物中毒。由细菌引起的细菌性食物中毒占食物中毒的绝大多数，主要是动物性食品和植物性食品被细菌或细菌毒素所污染，被人食用后大量细菌和细菌毒素进入人体所引起的急性感染性疾病。在我国，肉类及熟肉制品污染是引起细菌性食物中毒的主要原因。还有一些贮存过久或煮熟后放置时间太长的蔬菜被人服食后可引起中毒，因为细菌大量繁殖会使蔬菜中的硝酸盐变成亚硝酸盐，而亚硝酸盐进入人体后，可使血液中的低铁血红蛋白氧化成高铁血红蛋白，失去输氧能力，造成组织缺氧，严重时可使人因呼吸衰竭而死亡。

人吃了被细菌污染的食物不会马上发生食物中毒，细菌污染了食物并在食物上大量繁殖达到可致病的数量或繁殖产生致病的毒素，人吃了这种食物才会发生食物中毒。因此，发生食物中毒的其他主要原因就是贮存方式不当或在较高温度下存放较长时间。食品中的水分及营养条件使致病菌大量繁殖，如果食前彻底加热，杀死病原菌的话，也不会发生食物中毒。

细菌性食物中毒的致病菌群种类与不同区域人群的饮食习惯有密切关系。中国食用畜禽肉较多，以沙门氏菌食物中毒居多；美国多食肉、蛋和糕点，以葡萄球菌食物中毒居多；日本喜欢吃生鱼片，以副溶血性弧菌食物中毒较多。

每年的7~9月，各种微生物生长繁殖旺盛，食品中附着的细菌数量往往较多，加速了食物的腐败变质，所以夏季是细菌性食物中毒的高发季节。

2. 真菌性食物中毒

真菌在谷物或其他食品中生长繁殖，产生有毒的代谢产物，人进食这种毒性物质（如霉变的红薯、甘蔗等）发生的中毒，称为真菌性食物中毒。其发生主要通过被真菌污染的食品，用一般的烹调方法加热处理不能破坏食品中的真菌毒素。所以说进食有毒的蘑菇（如图7-1所示），即使煮得很久也照样会中毒。真菌生长繁殖及产生毒素需要一定的温度和湿度，因此中毒往往有比较明显的季节性和地区性（如图7-2所示）。

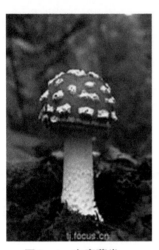

图7-1　有毒蕈类

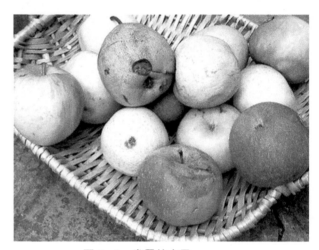

图7-2　发霉的水果

3. 动物性食物中毒

食入动物性中毒食品引起的食物中毒即为动物性食物中毒。例如食入未经妥善加工的河豚鱼（如图7-3所示）可引起中毒，它会使末梢神经和中枢神经发生麻痹，严重的可因呼吸中枢和血管运动麻痹而死亡。

4. 植物性食物中毒

植物性食物中毒主要有三种：①将天然含有有毒成分的植物当作食品，如桐油、大麻油等可引起的中毒；②在食品的加工过程中，未能破坏或除去有毒成分的，如未煮熟的豆浆、木薯、苦杏仁等，人食用后引起的中毒；③在一定条件下，食用含有大量有毒成分的植物性食品，如鲜黄花菜、发芽的马铃薯（如图7-4所示）、未腌制好的咸菜、未烧熟的四季豆等引起的中毒。可引起死亡的食物有发芽的马铃薯、银杏果、苦杏仁、桐油等。植物性中毒多数没有特效疗法，尽早排除毒物对中毒者的预后非常重要。

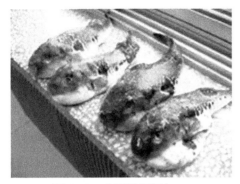 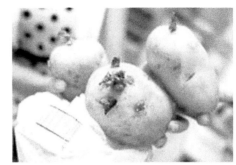

图 7-3　有毒的河豚鱼　　　　　　图 7-4　发芽的马铃薯（土豆）

三、生活中常见的几种有毒食物

1. 河豚鱼

我国是明令禁止食用河豚鱼的，因为河豚鱼的内脏、皮肤、血液中含有一种比氰化钠的毒性还强千倍的超级神经毒素。但河豚鱼肉味鲜美，加之人们的冒险心理，总有一些人去冒险尝试。但是，无论怎么烹饪都不能破坏河豚毒，如果食用时加工不当，人食用后会立刻出现感觉及运动神经麻痹，甚至会因呼吸停止而死亡。

2. 鱼胆

多种鱼的鱼胆含有组胺、胆盐及氰化物。无论是生食、熟食、泡酒喝都可以造成人体中毒。一开始表现为恶心、呕吐、腹痛、腹泻等急性胃肠炎症状，之后甚至会出现肝肾功能损害。

现场解决方法：首先不吃鱼胆，把鱼内脏清洗干净。若误食鱼胆，即使已经过了72 小时，也要尽早分次口服 5% 的碳酸氢钠溶液，多次催吐，并用上述液体充分洗胃。中毒较重者应尽早送医院抢救。

3. 毒蘑菇

毒蘑菇宜生于夏秋两季的雨后，外观与无毒蘑菇很像，因其味鲜美，易诱人误食导致中毒。因其毒素多样，所以中毒引起的症状各异。主要表现为胃肠炎型、神经精神型、溶血型和肝脏损害型中毒。

胃肠炎型中毒是最常见的中毒类型。主要表现为急性恶心、呕吐、腹痛、水样腹泻。一般病情出现早、恢复较快，预后较好，但严重者会出现吐血、脱水、电解质紊乱、昏迷等症状，甚至会因急性肝、肾衰竭而死亡。

神经精神型中毒表现为神经兴奋、神经抑制、精神错乱，以及各种幻觉反应，可伴有胃肠炎症状。易被误诊为急性精神分裂症。

溶血型中毒表现除了有恶心、呕吐、腹痛，还有由于毒素大量破坏红细胞而迅速出现的溶血症状。主要表现为急性贫血、黄疸、血红蛋白尿、肝及脾脏肿大等症状，甚至会因肾脏损害、心力衰竭而死亡。

肝脏损害型中毒是因毒蘑菇中毒死亡的主要类型，毒素主要为毒伞肽和毒肽。毒伞肽直接作用于肝脏细胞核，使肝细胞迅速坏死；毒肽作用于肝细胞的内质网使其受损害。这些毒素对人体内肝、肾、血管内壁细胞、中枢神经系统以及其他组织细胞的损害极为严重，最终会造成人体多器官功能衰竭而导致死亡，死亡率极高。

蘑菇中毒后的现场处理方法：当误食了毒蘑菇后，应及早催吐，让病人服用大量4%温盐水或1%硫酸镁溶液，分次口服，然后可用筷子或手指刺激咽部，促使呕吐；然后用微温开水或1：5000～1：2000的高锰酸钾（即pp粉）液洗胃，洗胃后可灌入蛋清和活性炭作为吸附剂，找不到活性炭也可给病人灌一点烤焦的馒头碎粒以吸附毒物，最后尽早送专科医院进一步治疗。

4. 未成熟或发芽的马铃薯

未成熟、青紫皮的马铃薯和发芽的马铃薯含马铃薯毒素，这是一种弱碱性的生物碱，又名龙葵甙，可溶于水，遇醋酸极易分解，高热、煮透亦能解毒。龙葵甙具有腐蚀性、溶血性，并对运动中枢及呼吸中枢有麻痹作用。大量食用未成熟或发芽的马铃薯可引起急性中毒。表现为咽喉及口腔有刺痒或灼热感，继有恶心、呕吐、腹痛、腹泻等症状，严重者因剧烈呕吐而使人体失水及电解质紊乱、血压下降、昏迷及抽搐，最后因呼吸中枢麻痹而死亡。所以，未成熟、青紫皮的马铃薯和发芽的马铃薯不可食用。煮马铃薯时应切丝后浸泡半小时以上，炒时可再加些醋以预防中毒，因为龙葵甙遇酸可变性分解。

5. 生四季豆

四季豆也叫豆角、梅豆角，是人们普遍食用的蔬菜。生四季豆中含皂甙，对人体消化道具有强烈的刺激作用，可导致恶心、呕吐、腹痛、腹泻等，同时伴有头痛、头晕、出冷汗等神经系统症状。有时会出现四肢麻木、胃有烧灼感、心慌和背痛等症状。生四季豆中还含红细胞凝集素，具有红细胞凝集作用。上述毒素煮熟后就会完全破坏，如果烹调时加热不彻底，毒素成分未被破坏，食用后会引起中毒。

解毒方法：只要把四季豆彻底煮熟就可以了。煮熟的标志是四季豆外观失去原有的生绿色，吃起来没有豆腥味，就不会中毒。另外，还要注意把四季豆两头和豆荚摘掉，因为这些部位含毒素较多。若食用四季豆后不久出现中毒症状，应立即用温开水采取上述催吐洗胃方法，吐尽胃内食物残渣及毒物，并及时将病人送往医院。

6. 鲜木耳

刚刚采摘的鲜木耳内含有叫做卟啉的光感物质，如果被人体吸收，经阳光照射，能引起皮肤瘙痒、水肿，甚至可致皮肤坏死。若水肿出现在咽喉黏膜，还能导致呼吸困难。新鲜木耳应晒干后再食用，暴晒过程会分解大部分卟啉。市场上销售的干木耳，也需经水浸泡，使可能残余的毒素溶于水中。

7. 鲜海蜇

大海中生活的水母就是海蜇，新鲜海蜇皮体较厚，水分较多。海蜇含有四氨络物、5-羟色胺及多肽类物质，有较强的组胺反应，可引起过敏，出现腹泻、呕吐等症状。

只有经过食盐加明矾盐渍3次，使鲜海蜇脱水，将毒素排尽，方可食用。用明矾盐渍过的海蜇呈浅红或浅黄色，厚薄均匀且有韧性。

海蜇会附着副溶血性弧菌，对酸性环境比较敏感。因此凉拌海蜇时，应放在淡水里浸泡两天，食用前加工好，再用醋浸泡5分钟以上，就能消灭全部细菌。

8. 鲜黄花菜

新鲜黄花菜含有有毒成分秋水仙碱，如果未经水焯、浸泡，且急火快炒后就食用，半小时至四小时后会出现恶心、呕吐、腹痛、腹泻、四肢麻木、头昏、头疼等中毒症状。

晒干的干制黄花菜无毒。食用新鲜黄花菜时应去其条柄，用开水焯一遍，然后用清水充分浸泡、冲洗，使秋水仙碱最大限度地溶于水中。建议将新鲜黄花菜蒸熟后晒干，若需要食用，取一部分加水泡开，再进行烹调。

9. 变质蔬菜（亚硝酸盐）中毒

在冬季，蔬菜特别是绿叶蔬菜若贮存过久或煮熟后放置时间太长，细菌会大量繁殖，使蔬菜本身含有的硝酸盐变成亚硝酸盐。吃了不新鲜的蔬菜，亚硝酸盐进入人体后，可使血液中低铁血红蛋白氧化成高铁血红蛋白，使血液失去输氧能力，造成组织缺氧。

亚硝酸盐中毒表现为：皮肤黏膜呈不同程度的青紫蓝灰色，尤其以口唇、指甲处明显，同时伴有恶心、呕吐、腹胀等消化道症状，因血管扩张导致血压下降，出现头晕、头痛，严重时还可能发生抽搐、四肢僵直或屈曲，进而昏迷，严重时可因呼吸衰竭而死亡。

10. 霉变的甘蔗

霉变的甘蔗外观无正常光泽、质地变软，肉质变成浅黄或暗红、灰黑色，有时还有霉斑。如果闻到酒味或霉酸味，则表明严重变质。霉变甘蔗中的节菱孢霉菌是一种神经毒素，可在进食10分钟至48小时内引起头痛、头晕、恶心、呕吐、腹痛、腹泻、视力障碍；重者会有剧烈呕吐、阵发性痉挛性抽搐、神志不清、昏迷等症状。

11. 霉变的红薯

红薯表面出现黑褐色斑块，表明受到黑斑病菌（一种霉菌）的污染，产生的毒素有剧毒，不仅使红薯变硬、发苦，而且对人体肝脏影响很大。这种毒素，无论使用煮、蒸或烤的方法都不能使之被破坏。因此，有黑斑病的红薯，不论生吃还是熟吃，均可引起中毒。

12. 生豆浆

未煮熟的豆浆含有皂素等物质，不仅难以消化，还会诱发腹痛、恶心、呕吐、腹泻等症状。一定要将豆浆彻底煮开再喝。当豆浆煮至85℃~90℃时，皂素容易受热膨胀，产生大量泡沫，让人误以为已经煮熟。家庭自制豆浆或煮黄豆时，应在100℃的条件下，加热约10分钟，才能放心饮用。

13. 过期食品

我们日常生活中常见的面包、牛奶、饼干等各种加工食品都有一定的保质期，超过保质期的食品往往已被细菌、霉菌、病毒、寄生虫等污染，含有多种有毒物质。如果食用过期食品就会引起急性食物中毒，甚至危及生命。

三、食物中毒现场急救措施

食物中毒一般具有潜伏期短、时间集中、突然爆发、来势凶猛的特点。临床上表现为以上吐、下泻、腹痛为主的急性胃肠炎症状，严重者可因脱水、休克、循环衰竭而危及生命。因此一旦发生食物中毒，千万不能惊慌失措，应冷静地分析发病的原因，及时采取以下应急措施：

1. 催吐

如果食用有毒食品时间在1~2小时内，可使用催吐的方法。立即取食盐20g加温开水200ml溶化，一次喝下，患者自己还可用筷子、手指或鹅毛等刺激咽喉，引发呕吐。如果不吐，可多喝几次，促进呕吐。亦可用鲜生姜100g捣碎取汁，用200ml温水冲服。如果吃下去的是变质的肉食，也可服用十滴水来促使呕吐。

2. 导泻

如果病人食用有毒食物时间较长，一般已超过2～3小时，而且精神较好，则可服用一些泻药，促使中毒食物尽快排出体外。一般可用大黄30g一次煎服，老年人可选用元明粉20g用开水冲服，即可缓泻。对体质较好的老年人，也可采用番泻叶15g一次煎服或用开水冲服，也能达到导泻的目的。

3. 解毒

如果是吃了变质的鱼、虾、蟹等引起的食物中毒，可取食醋100ml加水200ml，稀释后一次服下。此外，也可用紫苏30g、生甘草10g一次煎服。若是误食了变质的饮料或防腐剂，最好的急救方法是喝鲜牛奶或豆浆。

食物中毒多引起呕吐、腹泻，造成体液的大量损失，会引起多种并发症状，直接威胁病人的生命。这时应大量饮用淡盐水，可以促进致病菌及其产生的肠毒素的排出，减轻中毒症状，及时补充人体所失液体，补充因上吐下泻所流失的电解质。

呕吐与腹泻是机体本身防御功能起作用的一种表现，它可排除一定数量的致病菌释放的肠毒素，故不应立即用止泻药。特别对有高热、黏液脓、血便的病人应避免使用，以免加重中毒症状。食物中毒后饮食要清淡，先食用容易消化的食物，如粥水，避免食用辣椒等容易刺激胃的食品。

严重的食物中毒可导致大量频繁的水样便，甚至出现明显失水、严重脱水的表现，四肢皮肤冰冷，腹痛、腹泻加重，极度衰竭，面色苍白，大汗，意识模糊、抽搐，甚至造成低血容量休克。

如果经上述急救，症状未见好转，仍出现严重的食物中毒症状，应尽快送医院治疗，并携带疑似中毒食物及吐泻物留样化验，以便迅速查明中毒原因，采取相应的急救措施。

【范例分析】

2012年3月9日10时，开封市宋门派出所接到居民刘先生的电话求助，备勤民警火速赶往现场进行处置。现场发现一名男孩蜷缩在刘先生家的储藏室里，处于半昏迷状态，现场散落着一些玩具和食品包装袋，这些食品包装袋显示其均系三无产品、做工粗糙。民警立刻意识到可能是食物中毒，赶紧让刘先生拿来一碗温开水放些盐，灌进小孩嘴里，并进行多次催吐，因为等不及拨打120急救电话等救护车，直接用警车将其送到医院进行救治。据医生介绍：孩子是由于食用过期食品而引起的食物中毒，经再次催吐、洗胃等治疗，最终脱离了危险。

据民警了解，刘先生在9日上午9时左右，接到班主任电话说孩子未到校，刘某赶忙请假回去寻找，结果在自家储藏室内发现孩子。脱离了危险的孩子也承认是因为不愿上学，逃学后利用零用钱在学校门口小卖铺购买了食品和玩具回到自家储藏室玩耍，后来就什么也不知道了。民警见孩子平安无事，叮嘱刘先生关心、教育好孩子，不要食用三无食品、过期食物，避免类似的事情发生，刘先生夫妇对民警表示了感谢。

宋门派出所孙所长表示食物中毒尤其是集体食物中毒是我们警务人员出警经常遇到的警情，通过学会判断、现场催吐等基本的处置，来争取抢救时间、保护人民群众生命安全是我们的职责所在。

【任务要求】

1. 认识警务人员在处置急性食物中毒现场急救处理的现实意义。
2. 掌握常见食物中毒现场急救的一般程序。
3. 掌握常见食物中毒的表现，了解常见食物中毒的机理。
4. 了解生活中常见的几种有毒食物。

【情境训练】

训练一　判断是否食物中毒

一、训练目的

（1）掌握判断食物中毒的方法。

（2）掌握食物中毒的特点。

二、训练素材

家住南昌市的俞先生的女儿正跟朋友在外面吃饭，突然接到家人的求救电话，女儿慌忙赶回家，发现爸爸、妈妈和弟弟吃完饭仅半小时就全部出现恶心、呕吐、腹痛症状，她怀疑有人"投毒"，于是报警。派出所民警小张经过询问发现，俞先生一家三口晚餐有进食鲜黄花菜炒肉，考虑为食物中毒案例，教他们饮水并催吐，保留残留食物留样化验用，并帮事主拨打了120急救电话。

三、训练方法

（1）通过本项知识储备，了解食物中毒的五个特点：

①发病呈暴发性、潜伏期短，短时间内突然地发病，可有多数人同时发病。

②食物中毒的人一般具有相似的临床症状，多数表现恶心、呕吐、腹痛、腹泻等消化道症状。

③发病和食用某种食物有明显关系。

④发病范围局限在食用该类有毒食物的人群。

⑤有食用过常见的有毒食物如河豚鱼、生四季豆、毒蘑菇等的经历。

（2）结合上述案例，学会判断食物中毒的方法：

①俞先生一家三口吃完饭仅半小时就全都出现恶心、腹痛等消化道症状，该情况符合第一和第二个特点。

②俞先生一家三口吃饭但其女儿没有同他们一起进食，没有任何不适。该情况符合第四个特点。

③民警小张认真调查，发现其晚餐有进食鲜黄花菜炒肉的经历。

四、训练说明

现实警务活动中会遇见很多食物中毒的案例，我们可根据食物中毒的五个特点逐一对事件中的线索进行比较，借此评估是否为食物中毒。

训练二　催吐方法

一、训练目的

（1）认识食物中毒病人早期催吐的意义。

（2）掌握催吐的基本程序与方法，学会利用异物刺激咽喉催吐。

二、训练素材

上述案例中，民警小张帮事主拨打120急救电话后，并没有离去，看见俞先生一家三口各个腹痛难忍，于是让俞小姐拿来开水，让俞先生一家三口都大量饮用，并教他们用手指自行刺激咽喉部。之后他们多次呕吐出食物残渣。

三、训练方法

催吐三部曲

（1）饮水。饮水可使胃迅速撑大，增加胃的敏感性，利于催吐成功。对于昏迷或不配合的人，我们用左手肘部弯曲拖起病人颈部，用右手紧捏开病人双侧腮部，一般口会打开，助手用水慢慢喂服。

（2）刺激咽喉。清醒的病人可以用自己的手指刺激咽喉，也可以用筷子、羽毛等物刺激咽喉（如图7-5所示）。对昏迷的病人用上述体位捏开口腔后，可用圆钝的物体压舌，再轻轻插进去来刺激咽喉以促使其呕吐。

（3）呕吐。清醒者自己利用重力弯腰可移动胃并促其收缩，使胃增加敏感性以促进呕吐，同时口腔朝下利于排除胃内容物。对浅昏迷、昏迷的病人，我们刺激其咽喉导致呕吐时，须将病人口鼻侧向外侧，这样不至于使呕吐物阻塞呼吸道，防止窒息同时也不会污染自己。

儿童催吐呕吐时，可参照图7-6所示的方法进行，将孩子抱起朝下再刺激咽喉使其呕吐。

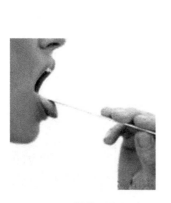
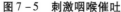
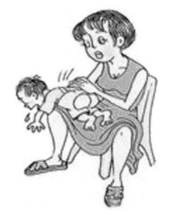

图7-5　刺激咽喉催吐　　　　图7-6　儿童催吐的体位

四、训练说明

催吐不仅用于食物中毒，而且也适用于药物中毒、酒精中毒、有机磷中毒等。凡是要使胃内有毒物质排出体外的基本都可应用。只有一种情形例外，那就是由饮用强酸、强碱引起的中毒不能催吐、洗胃。我们作为警务人员必须掌握这一点。

任务二　急性有毒气体中毒

【知识储备】

有毒气体就是对人体产生危害，能够致人中毒的气体。常见的有毒气体有一氧化碳、一氧化氮、硫化氢、二氧化硫、氯气、砷化氢、光气、双光气、氰化氢、芥子气等等。

一、有毒气体分类

有毒气体分刺激性气体、窒息性气体两大类：

（1）刺激性气体是指对眼和呼吸道黏膜有刺激作用的气体，它是化学工业常遇到的有毒气体。刺激性气体的种类甚多，最常见的有氯、氨、氮氧化物、光气、氟化氢、二氧化硫、三氧化硫和硫酸二甲酯等。

（2）窒息性气体是指能造成机体缺氧的有毒气体。窒息性气体可分为单纯窒息性气体、血液窒息性气体和细胞窒息性气体。如沼气（氮气、甲烷、一氧化碳、硫化氢等混合气）、乙烷、乙烯、一氧化碳（煤气）等。

中毒的表现为头晕、恶心、呕吐、昏迷，也有一些毒气使人皮肤、气管黏膜溃烂，深度中毒状态为休克，甚至导致死亡。

二、有毒气体中毒时的特点

1. 有毒气体中毒途径多

有毒气体可以通过吸入、接触黏膜（眼睛）、接触伤口、刺激皮肤等途径使人中毒。在有毒气体污染的空气中，人在没有做防护措施的情况下，如果不迅速远离污染的空气就会中毒。

2. 影响有毒气体中毒严重程度的因素多

（1）有毒气体的毒性和毒气浓度。

不同的有毒气体的毒性是不同的。无论毒性大小，空气中的有毒气体要达到一定的含量，人们吸入时才会中毒。空气中有毒气体含量不同，人员的中毒程度也不同。有毒气体的毒性越大、浓度越高，人员所受的伤害就越大。

（2）当时当地的天气条件和事故地点的情况。

风向、风速、晴、雨和出事地点的地形都会影响有毒气体的飘移方向和停留时间。有毒气体总是向下风方向飘移，风速越大，飘移越快，有毒气体的浓度下降也越快。有的地方地形比较低，空气不流通，容易保持较高的毒气浓度。

3. 人员在污染区停留的时间

在低浓度的毒气环境中停留时间越长，吸入的有毒气体就越多，也会受到严重伤害。毒气浓度虽然高，但是只要迅速撤离，也会减轻伤害。

4. 人员的体质和活动状况

抵抗力弱的人常常容易中毒。若活动量大，呼吸快，吸入有毒气体就多。

三、预防有毒气体中毒的注意事项

我们作为警务人员要向广大群众宣传、教育预防有毒气体中毒的知识：

（1）教育群众不要轻易进入下水管道、沼气池，不在化工厂区等有毒气体易发地停留。

（2）家庭煤气管道、煤气瓶总开关要随时关闭。

（3）冬天杜绝关闭门窗在房内用明火取暖的行为，不围观化学品泄漏事故现场。

(4) 遇到毒气泄漏要向上风方向跑，迅速离开毒区，不大喊大叫，按指挥人员要求行动。

四、有毒气体中毒的现场急救原则

(1) 尽快将中毒人员移出有毒区，进入通风开阔的地方，呼吸新鲜空气。
(2) 脱去接触有毒空气的衣服，用水清洗暴露部位，注意保暖。
(3) 尽早送医院。
(4) 施救时尽可能注意自我保护、自身安全，避免明火。

【范例分析】

家住通化市东昌区学府世家小区的李同学学习成绩很好，父母为了陪读，在学校附近的学府世家小区租了房子。2012年10月23日早晨，李同学的班主任刘老师发现一向按时上学的李同学没有来上课，于是便给她和她的父母打电话。"我给她和她爸爸妈妈打电话都没有人接，我就想可能是有什么事，我9点上课，到11点上完课，我想等一下看看下午有没有什么消息"，刘老师说。可是下午的时候李同学还是没有来，手机依旧没人接，这种异常的现象引起了刘老师的警觉，她把李同学家的地址查了出来。下午2点20分，刘老师和一个男生去了李同学家，敲门没有回应，但是发现隐约从门缝传来刺鼻的煤气味，这让刘老师觉得一定是发生了意外，于是她立刻打110报警，辖区光明派出所民警赶到现场。开锁公司的人将房门打开后，民警第一反应就是煤气（液化石油气）中毒，于是让大家消除所有明火，弯腰捂鼻进入房内，看见李同学一家三口躺在床上，神志昏迷，面色潮红，立即将窗户全都打开通风，关紧煤气总阀。大家一起将李同学一家三口抬出房间至楼下，给120打电话，将他们送到了通化市人民医院。在通化市人民医院医护人员的抢救下，李同学一家三口脱离了生命危险。（原文来源于《城市晚报》，笔者编辑）

【任务要求】

(1) 认识警务人员在有毒气体中毒现场急救处理的现实意义。
(2) 掌握常见有毒气体中毒现场急救的一般程序。
(3) 掌握常见的有毒气体中毒的表现，了解一氧化碳中毒的机理。
(4) 掌握生活中常见的有毒气体中毒的中毒环境。

【情境训练】

训练一　一氧化碳中毒现场急救

一、训练目的
(1) 掌握一氧化碳中毒的环境。
(2) 掌握在一氧化碳中毒的现场救治他人的方法与技巧。
(3) 掌握在一氧化碳中毒的现场救治他人时个人防护的方法。
(4) 了解一氧化碳中毒的机理。

二、训练素材

这年冬天，民警小周值班时接到市民的求救电话，于是来到现场了解情况。原来邻居发现陈女士一家人到中午都没人起床，门窗紧闭，透过窗户发现，由于天气寒冷，陈女士家中生起煤炉，一家人还在"睡觉"。作为民警该如何迅速、果断地处置、救护？

三、训练方法

掌握一氧化碳中毒的常见环境：

（1）在通风不好的浴室内使用燃气热水器；

（2）在较为密闭的室内使用煤炉、煤气红外线取暖；

（3）炼铁、炼焦等有火炉的车间以及矿井；

（4）使用内燃机的火车通过的长隧道。

对照以上特点，民警小周很快判断出陈女士一家人的居住环境符合第二条，高度怀疑是一氧化碳中毒，开始展开以下现场施救措施：

（1）迅速破门而入，因一氧化碳较空气轻，常漂浮于中毒环境的上部，要弯腰使口鼻处于低位并用湿毛巾包口鼻进入现场以保护自身安全，迅速打开门窗通风通气。

（2）千万注意安全，不可携带明火，因为一氧化碳与氧气混合燃烧时可引发爆炸。

（3）小周立即将中毒的陈女士一家人移到空气新鲜的处于上风方向的开阔地方，平卧，松解衣服，盖上被子注意保暖。

（4）同时拨打120急救电话，等候救援。

四、训练说明

凡是含碳的物质如煤、木材等在燃烧不完全时都可产生一氧化碳。一氧化碳是一种无色、无味、无刺激性的气体，所以一氧化碳中毒更加隐蔽，会使人慢慢中毒。一氧化碳比重轻于空气，具有可燃性。

一氧化碳进入人体后很快与血红蛋白结合，形成碳氧血红蛋白，而且不易解离，使人缺氧。人的脑组织对缺氧的耐受性很差，缺氧往往会有头痛、心悸、恶心、呕吐、全身乏力、昏厥等症状，重者会出现昏迷、抽搐，甚至死亡。口唇黏膜呈樱桃红色是中毒的一个标志。

我们在现场施救时，如有条件者可立即吸氧，氧的浓度越高越好，尽可能使血液中溶解多些氧气。中毒群众如有呕吐者可将头颈侧向一边，保持呼吸道通畅。如有呼吸心跳停止者，不要忘记前单元所学，要立即进行胸外心脏按压以及人工呼吸。对于已出现上述情况者要嘱咐120急救人员携带除颤仪、便携呼吸机。

训练二　沼气中毒现场急救

一、训练目的

（1）掌握沼气中毒的环境。

（2）掌握在沼气中毒的现场救治他人的方法与技巧。

（3）了解沼气中毒现场的潜在危险，掌握救治他人时的个人防护方法。

二、训练素材

2010年10月16日15时，广州市白云湖派出所接到群众报警救助。值班干警迅速出警来到位于华快三期旁一截污暗渠现场，了解到，几名工人在清理地下六七米深的暗渠时中毒，守在下水道口的一名施工人员，探知在下水道作业的同伴遭遇不测时，自告奋勇只身下去救援。下到下水道里他还没看到同事，就被一股浓重的气体熏得晕晕沉沉，只好大声喊"救命"，自己也中毒接近昏迷了，幸亏他身上绑着绳子被井上的工人拉了上来，否则自己根本爬不上来。由于救援准备工作没做好，不仅没救到人，反而自己差点没命。

出警民警根据经验判断可能是沼气中毒，不敢贸然施救，迅速拨打119请求消防官兵救援，中毒者后被送往附近医院。遇到这种情况我们应在现场如何施救？

三、训练方法

（1）遇到以下环境，出警时要考虑沼气中毒：

①在污水处理池、城市下水管道、疏通下水道、阴沟、清淘粪窖、沼气池内防护不当，极易中毒；

②化工、印染制造、制糖、开采、提炼等行业通风差的厂房内。

上述素材中的地点位于城市中的一地下截污暗渠现场，要充分考虑沼气中毒的可能。必须按照沼气现场营救的注意事项来行动：

①施救者需戴防毒面具、穿防护服，必要时还要绑上绳索再进入中毒现场，消除个人英雄主义，避免不必要的牺牲。

②营救中毒现场避免明火，防止发生爆炸。

上述真实素材中，消防官兵赶到现场，需戴防毒面具、穿着防护服、携带氧气瓶、戴上头灯、绑上绳索进入中毒现场，才能将人救出。

③尽速将患者沿上风方向抬离中毒现场，移至空气新鲜、通风良好处，解开衣服、裤带等，注意保暖。

④此刻该工人已停止呼吸和心跳，营救人员应立刻进行胸外心脏按压、人工呼吸等心肺复苏术。同时拨打120急救电话救护伤者，如中毒者呼吸、心跳停止，要嘱120人员携带除颤仪、便携呼吸机。令人心痛的是该工人最终未能抢救成功。

四、训练说明

掌握沼气存在的环境，了解沼气的基本特征，才能正确施救。

（1）沼气是一种混合气体，广泛存在于城市下水道内、化粪池内。主要成分为甲烷、二氧化碳、氮、氢、一氧化碳和硫化氢。沼气可以燃烧，所以要避免明火，以防引起爆炸。

（2）沼气和一氧化碳一样是经肺泡进入血液，很快与体内红细胞相结合，形成碳氧血红蛋白，使血红蛋白失去运输氧的能力，造成缺氧血症，同时抑制呼吸，导致昏迷，使人窒息，严重者导致死亡。

（3）做好个人防护。如果人暴露在浓度为1000毫克/立方米的毒气下，只需几分钟便会陷入昏迷，随之因呼吸麻痹而死亡。所以要充分意识到沼气中毒环境的危险性，必须戴防毒面具、穿防护服才能进入中毒现场。可以同时使用鼓风机等促进通风，切忌盲目入内，否则既救不了别人，又害了自己。

（4）被救的伤者有条件的应尽早吸入纯氧，改善机体缺氧，加速沼气排出和氧化。

训练三　液化石油气中毒现场急救

一、训练目的

（1）掌握液化石油气中毒的环境。

（2）掌握在液化石油气中毒的现场救治他人的方法与技巧。

二、训练素材

少女小惠因感情纠纷，将自己反锁在房内，打开煤气阀门，企图自杀，邻居闻到煤气味后报警。你作为值班警员，接报警电话后来到现场应如何处置？

三、训练方法

（1）消除明火。

（2）疏散围观群众，进入现场。

（3）打开门窗通风、关闭煤气总阀。

（4）迅速将伤员搬离现场，放置于通风之处。解衣宽带，注意保暖。

（5）有条件的及时吸氧，重度中毒者尽早送往医院。

四、训练说明

液化石油气的主要成分为丙烷、丙烯、丁烷、丁烯。液化石油气有较强的麻醉作用，易燃，有特有的刺鼻味道。因它们在血液中的溶解度很小，常压条件下，对机体的生理功能无影响。若空气中的液化石油气浓度很高，中毒原理则同一氧化碳、沼气一样能使人中毒窒息。中毒人员表现为特有的口唇呈樱桃红色。

了解到以上液化石油气的特性，现场救治也同一氧化碳基本一样。

训练四　二氧化碳中毒现场急救

一、训练目的

（1）掌握二氧化碳中毒的环境——地下建筑、坑道作业现场。

（2）掌握在二氧化碳中毒的现场救治他人的方法与技巧。

（3）了解二氧化碳中毒现场的潜在危险，掌握救治他人时必须做的个人防护方法。

（4）科学施救，不作无谓的牺牲。

二、训练素材

农民工王大哥及其工友 30 多人在某城市地下铁路的施工现场进行爆破作业，此时突然停电，鼓风机停止运转，王大哥他们陷入漆黑的世界，等待救援。期间他们中的部分人开始头晕、头痛、耳鸣、眼花、四肢软弱无力，相继有恶心、呕吐、心慌、气短、呼吸逐渐急促等症状。随着缺氧的加重，意识逐渐模糊。

地面上得知地下 30 多米的坑道内有农民工兄弟受困，施工方立刻报警并启动应急预案。

假如你作为到场的警察，应如何指挥现场施救？

三、训练方法

出警警察应当知道地下建筑、地下坑道内通风不好，往往二氧化碳含量较高就可能引起人体缺氧窒息，该环境符合二氧化碳中毒现场。须展开以下有序的营救。

（1）在警察及营救人员深入到地下坑道救援以前，最好先测试一下其中的空气成分，若在紧急情况下，没有现成的仪器，则可取一蜡烛点着，用绳索慢慢地吊下去，从蜡烛火着、火灭的情况来判断氧气浓度，根据情况决定是先进入或是先改善地下建筑的空气状况再进入。

（2）若现场缺氧严重则不能贸然进入，应设法启用鼓风机促进通风，切忌盲目入内，既救不了别人，又害了自己。

（3）经过通风处理后，救护人员方可入内救人。但为了保障安全，预防意外发生，仍需用安全绳、导引绳等，最好佩戴防毒面具，在有毒气体的环境中即使佩戴防毒面具，也应严格计算时间，切勿大意。

（4）救援者本人要注意保护自己，进入地下建筑内后，若感到头晕、眼花、心慌、呼吸困难等症状，要立即返回，以免中毒。

（5）应立即将救出的农民工移至空气新鲜、通风良好的地方，松开衣领、内衣、乳罩和腰带等。对呼吸困难者立即给予氧气，或做口对口人工呼吸。对心跳微弱、已不规则或刚停止者，应同时施行胸外心脏按压等心肺复苏的措施。

（6）尽早报120急救，将农民工转送医院。

四、训练说明

二氧化碳中毒症状主要是缺氧窒息。中毒过程常慢慢发生，逐渐严重。一般表现为全身皮肤、嘴唇、指甲处呈现明显的青紫，血压下降，瞳孔散大，中毒者往往陷入昏迷状态，呼吸困难，严重缺氧可致死亡。

作为营救人员，必须牢记：改善供氧是关键，科学施救，个人防护是根本。小心谨慎，不作无谓的牺牲。

任务三　有机磷农药中毒

【知识储备】

一、概述

有机磷农药种类很多，以有机磷酸酯类化合物应用最多。有大蒜气味的油状液体，是目前应用最广泛的杀虫剂。我国生产和使用的有机磷农药有很多种，如对硫磷（1605）、甲拌磷（3911）、内吸磷（1059）、敌敌畏、乐果、敌百虫等，大多数属于高毒性或中等毒性。中国是个农业大国，每年各地皆发生很多起农药中毒事件。高毒类有机磷农药少量接触即可中毒。有机磷的中毒量、致死量差异很大。由消化道进入较由呼吸道吸入或皮肤吸收一般浓度的有机磷农药的中毒症状重、发病急。

二、中毒机理

人体的胆碱能神经包括运动神经、交感神经节前纤维和部分节后纤维以及副交感神经节后纤维，这些神经受刺激后，在其末梢与细胞连接处释放乙酰胆碱支配器官的运动。在生理情况下释放出的乙酰胆碱在胆碱酯酶的作用下迅速被水解而失去活力，当有机磷进入机体后与胆碱酯酶结合使其失去水解乙酰胆碱的能力，造成体内大量乙酰胆碱蓄积，从而引起生理功能紊乱。

（1）兴奋胆碱能神经全部节后纤维使脏器平滑肌兴奋收缩，增加腺体分泌，瞳孔缩小，称为毒蕈碱样症状（M样）。

（2）兴奋胆碱能运动神经节兴奋使横纹肌兴奋活动，运动神经兴奋可引起肌肉震颤、痉挛，严重时晚期可使肌力减弱以至麻痹。交感神经节和节前纤维兴奋使血压升高、心率加快，上述症状称烟碱样症状（N样）。

（3）对中枢神经系统作用表现先兴奋后抑制，晚期出现呼吸中枢麻痹。

三、有机磷农药中毒的途径

（1）从消化道途径进入机体：误食被农药污染的食物；乳母在喷洒农药后未洗手、

换衣服就给婴儿哺乳，造成婴儿中毒；自杀或投毒。

（2）经皮肤吸收：用有机磷杀虫剂灭虫喷洒时不慎污染了皮肤或黏膜。

（3）吸入途径：在刚喷洒过农药的田里滞留，在农药仓库中停留均可中毒。

四、中毒潜伏期也因中毒途径不同而有所差异

在喷洒过程中，气雾可由呼吸道吸入，一般在连续工作 2 ~ 3 小时后症状达到高峰，呼吸困难，视力模糊，而后出现全身症状。误服及口服者在 5 ~ 20 分钟内出现恶心、呕吐，之后进入昏迷状态。经皮肤吸收者潜伏期最长 2 ~ 6 小时，吸收后有头晕、烦躁、出汗、肌张力降低及共济失调等症状。

五、有机磷农药中毒的症状

一次食入或吸入大量浓的农药后，短的 3 分钟以内发病，一般在 30 分钟至 12 小时发作。根据不同类型的神经受损情况，临床表现可以分 3 类：

（1）副交感神经和分布于汗腺的交感神经节后纤维的胆碱能受体兴奋，表现为腺体分泌增加，可见大汗、流涎和支气管分泌物增多。虹膜括约肌收缩使瞳孔缩小，胃肠平滑肌兴奋引起恶心、呕吐、腹泻、腹痛。心血管系统受抑制而致心跳缓慢，血压下降，此与毒蕈中毒症状相似，故称毒蕈碱样症状。

（2）运动神经肌肉连接点胆碱能受体兴奋，表现为肌肉纤维颤动或抽搐，晚期则见肌无力或麻痹。交感神经节前纤维和支配肾上腺髓质的交感神经胆碱能受体兴奋，可见血压上升、心率加快、体温升高等症状，这与烟碱中毒的症状相似，称烟碱样症状。

（3）中枢神经细胞触突间胆碱能受体兴奋，则产生中枢神经系统功能失调症状，中毒早期有头晕、头痛，之后出现言语障碍、神志不清和阵发性抽搐等，有机磷中毒可麻痹呼吸中枢而致死。

六、有机磷农药中毒不同病情的症状

轻度中毒：有头晕、头痛、乏力、恶心、呕吐、流涎、多汗、视力模糊、瞳孔缩小等症状。

中度中毒：除上述症状加重外，有肌束颤动、瞳孔明显缩小、轻度呼吸困难、腹痛、腹泻、步态蹒跚、轻度意识障碍等症状。

重度中毒：除上述症状外，还有瞳孔极度缩小、呼吸极度困难、昏迷、呼吸麻痹等症状。

【范例分析】

2007 年 5 月 20 日是一个普通的夏日，在河北省大于镇的东赵家庄村，6 岁的丫丫又像往常一样，被妈妈带到地里玩耍。可让人没有想到的是，一场意外发生了。孩子突然喊肚子疼，一直低头干活的妈妈并没在意孩子的症状，可接下来孩子发生了呕吐，这一幕把丫丫妈妈吓得慌了神。丫丫妈妈感到无名的恐惧。丫丫的手和嘴上也有农药味，刘女士慌了，看见放在田间的农药瓶，她急忙指着空农药瓶问孩子"你喝没喝这个？""喝了。"丫丫回答说。听了丫丫的话，刘女士的腿顿时就软了，抱起儿子就往医院跑。

一个多小时后，她们才来到医院，最终因耽误了最佳的现场救治，小孩没有抢救成功。惨剧令人悲痛。

县医院急诊科医生惋惜地讲，如果丫丫妈妈在现场能及时地反复催吐、清除毒物残留，丫丫也许还有一线生机。（源于央视网）

【任务要求】

1. 认识警务人员在有机磷中毒现场急救处理的现实意义。

2. 掌握常见有机磷中毒现场急救的一般程序。

3. 掌握常见有机磷中毒的表现，了解常见有机磷中毒的机理。

【情境训练】

有机磷农药中毒现场急救措施

一、训练目的

（1）掌握判断有机磷农药中毒的方法——针尖瞳孔、蒜臭味。

（2）掌握有机磷农药中毒的特点。

（3）掌握有机磷农药中毒的现场处置：迅速清除毒物包括衣服，清洁皮肤、黏膜及毛发，迅速催吐。

二、训练素材

回放范例分析的故事，丫丫妈妈看见小孩误服了农药，于是在现场及时打电话报警，假如我们是值班警察，应当如何教丫丫妈妈对小孩施救？

三、训练方法

在范例分析的故事中，丫丫妈妈看见小孩误服了农药，明确了是有机磷农药中毒。我们要在现场立刻展开以下抢救措施：

（1）注意个人防护。救援人员若有条件应穿长筒靴、长袖衣，戴手套、帽子和口罩，抢救完毕再换掉衣服，彻底清洗皮肤。

在没有条件的情况下，我们在施救时要特别注意避免接触中毒者的呕吐物及污染部位、物品。一旦沾染要迅速自行清洗接触部位。

（2）迅速清除毒物。当时小丫丫还处于清醒状态，立即让丫丫大量饮用温开水。轻轻刺激咽喉致使其呕吐，如此反复多次进行，直至呕吐出的水没有蒜臭味且完全清澈为止。现场反复饮水催吐简便、快速、易行、有效。

（3）将接触中毒的小丫丫迅速移离现场，脱去污染的衣服，用大量的清水或肥皂水反复冲洗皮肤和黏膜及毛发，清除皮肤和黏膜及毛发上的残留农药。

（4）抢救同时尽早拨打120急救电话，边抢救边等待专业医务人员，尽早送往医院。

四、训练说明

（1）有机磷农药中毒发病早期应及时了解有关病史，排除其他中毒可能。

①确定有接触食入或吸入有机磷农药史。

②有机磷农药中毒症状多以大汗、流涎、肌肉颤动、瞳孔缩小和血压升高为主要症状。皮肤接触、吸收农药致中毒者往往起病缓慢，症状不典型，全面认真体检有无皮肤红斑水疱，密切观察。

③呕出物或呼出气体有特有的蒜臭味。

④将呕吐物或排泄物、空农药瓶留样做化验。

（2）对有机磷农药中毒者施救一定要注意个人防护，做好将自己"隔绝"的措施。皮肤黏膜接触、吸收农药往往导致缓慢中毒，更加隐蔽、危险。施救完一定要再次清洗自己的皮肤、黏膜、口腔、鼻腔、眼睛等部位。

（3）尽早送往医院洗胃，使用阿托品等特效药。

（4）由于有机磷农药中毒时可延长胃排空时间，故洗胃时间不受限制，应反复、多次、彻底地清洗，直至洗出液无味为止，总量不少于 5000 毫升。因口服农药后胃排空变慢，即使中毒超过 12 小时也应及时、彻底洗胃，洗胃结束前往胃管内灌入硫酸镁导泻，但忌用油类导泻。

任务四　强酸、强碱中毒

【知识储备】

一、强酸的基本特征及中毒后的表现

常见的强酸有硫酸、盐酸、硝酸等，均有强烈的刺激性和腐蚀性。强酸如果进入人体会对人体组织蛋白有较强的凝固作用，使组织局部充血、水肿、坏死及溃疡，还会使脏器穿孔，急性期过后产生疤痕、导致狭窄和畸形。口服强酸中毒后，恢复时大多发生食道和幽门狭窄。

强酸进入人体的途径不同，其临床表现也不同，具体如下：

（1）经消化道吞食或误服强酸后，立刻表现为口腔、咽部、食道及胃肠等产生强烈的烧灼样疼痛。消化道黏膜发生水疱、溃烂和灼痛，并有恶心、呕吐、腹痛、便秘或腹泻等症状。呕吐物有酸味，含有血液和黏膜碎片。由于喉头痉挛或水肿，可致声音嘶哑、吞咽困难、窒息等。严重者可发生休克及胃穿孔。

（2）经呼吸道吸入大量强酸雾可中毒，主要表现为呼吸道刺激症状，如咳嗽、呛咳、胸闷、呼吸困难、青紫、咳出血性泡沫痰，同时伴有血压下降，体温升高，甚至发生喉痉挛、声门或肺水肿，导致窒息死亡。

（3）皮肤接触则有局部灼伤、疼痛、红肿、坏死和溃疡等，创面干燥、边界较清。浓硫酸灼伤疤痕为棕褐色痂；浓盐酸为黄蓝色痂；浓硝酸为黄褐色痂。大面积接触可有全身症状。

（4）大量强酸经各种途径进入人体被吸收后，常发生严重酸中毒，出现呼吸困难、惊厥、昏迷等。部分病人有肝、肾损害，甚至发生肝坏死、尿毒症。硝酸中毒除上述症状外，还可导致高铁血红蛋白血症，并出现血压下降和心肌损害等。小儿因误服草酸和草酸盐中毒时，可引起低血钙及手足搐搦，还可引起少尿、无尿、管型、蛋白尿等急性肾衰竭的表现。

二、强碱的基本特征及中毒后的表现

常见强碱有烧碱（氢氧化钠）、氢氧化钾、熟石灰（氢氧化钙）。强碱中毒多因直接接触皮肤黏膜及沾染眼睛，或经口服吸收。强碱能溶解组织蛋白和胶原纤维组织，形成可溶性碱性蛋白盐，与脂肪酸作用使组织脂肪皂化，破坏细胞膜结构，导致病变向深部组织发展，损伤广泛严重。

强碱中毒后的表现：

（1）吸入强碱便会有较强的剧烈刺激性咳嗽、咳痰，甚至咳出坏死组织，严重者会有呼吸困难、肺水肿、喉头水肿、缺氧等症状，甚至会导致窒息。

（2）皮肤接触后局部组织充血、水肿、糜烂、溃疡、组织渗液外流。

（3）误服强碱后导致口腔、咽部、食道及胃烧灼样疼痛。腹部绞痛、口腔流涎；呕吐带血的胃内容物，呈强碱性；排出血性黏液粪便。口、咽处可见糜烂创面，先为白色，后变为红色或棕色。重症有喉头水肿、窒息、肺水肿、休克，食道及胃穿孔。后期可致消化道狭窄。食入固体强碱时，口腔可无明显损伤，而食管与胃腐蚀严重。

（4）剧烈疼痛及强碱引起的大量渗液外流可引起休克。强碱入血液后可引起碱中毒。表现为恶心、呕吐、腹痛，进而出现头痛、头晕、低钙血症、手足抽搐等症状，甚至出现急性肝肾损害、衰竭。

现场急救详见强酸、强碱情景训练。

【范例分析】

2007年春节临近，每逢佳节倍思亲，原广东省某监狱犯人马某兴冲冲地往家打亲情电话，回到监区后，就像霜打的茄子——蔫了，情绪极度低落，监区干部值班干警小王发现异样，找其谈话后得知，家中老婆要与其离婚，他一时无法接受。干警小王与马某促膝谈心，聊人生、谈感情，经过思想教育后，马某心情似乎有些好转。但该犯仍存在负面情绪，小王汇报了监区领导，及时安排了互监组进行监控。

第二天一早马某出工时，在车间趁当班警官不注意，脱离互监组，拿起桌边的一瓶盐酸直接饮用，试图自杀。他人发现后立即制止其自杀行为，但马某已饮用了大约300毫升的盐酸，抢夺中盐酸溅到了他的脸上、身上。腐蚀性的盐酸把马某腐蚀得哇哇直叫，在场的人被这一突发事件惊呆了。

正在这时，当班干警莫警官凭借平时留心积累的急救常识挺身而出，立即组织事务犯将马某控制，防止其再次自杀，并脱去其衣服，将其抬至卫生间，用大量清水冲洗受伤部位。监区干警组织人员将其送往医院监区救治。

到了医院监区正好是谭朝阳医生值班，他立即叫人拿来牛奶和花生油，劝其口服。开始马某还很抗拒，但谭警官认真细致、耐心地做其思想工作，再加上盐酸开始腐蚀其咽喉食道，难以忍受的烧灼疼痛使马某终于开始配合治疗。他先用生理盐水漱了口，然后饮用了500毫升的牛奶和花生油。

随行的莫警官有些不解地问谭医生为什么不赶快催吐、洗胃将盐酸洗出来？谭医生解释道：凡经口吞服强酸、强碱等腐蚀性液体，禁止催吐、洗胃，以免加重食道和胃的损伤，引起食道或胃穿孔。可以口服牛奶、植物油、豆浆等保护消化道黏膜。口服强碱可立即口服食醋、橘汁或身边容易得到的弱酸性液体。

莫警官恍然大悟，不催吐、洗胃原来可以避免进一步的损伤，连连称赞谭医生医术高明。此次事件莫警官处理及时、得当，虽然他不是医生，但掌握了应急突发事件的现场急救处理常识，受到了监狱的嘉奖，年底考核因此而评为优秀。

经过此事莫警官深感作为一名警察，掌握现场急救处理知识是多么重要。他还专门买了相关的现场急救书籍认真学习起来。

【任务要求】

1. 正确处理强酸、强碱等腐蚀性液体中毒的突发案例。

2. 学会利用清水冲洗创面，并利用生活中常见的牛奶、豆浆、植物油等对吞服强酸、强碱等腐蚀性液体的个案进行现场应急处理。

3. 掌握吞服强酸、强碱等腐蚀性液体后不能催吐与洗胃的原理。

【情境训练】

训练一　强酸中毒现场急救措施

一、训练目的

1. 掌握强酸中毒的特点。

2. 掌握强酸中毒的现场处置：迅速清除污染的衣服，用清水和肥皂水冲洗皮肤。

二、训练素材

罪犯江某与狱友李某因零花钱打架发生矛盾，既而伺机报复。这天江某利用工作之便在车间偷偷携带了一瓶硫酸，趁李某不备将硫酸洒到其面部、胸部、手臂等部位，自己则将剩下的半瓶硫酸一饮而尽。

三、训练方法

当时如果你在现场值班，对上述紧急突发案件进行现场急救处置。

（1）明确江某用以实施作案的是否是强酸液体。

（2）立即组织人员将江某控制，防止其再次自杀，立即用石灰水的上清液（含氢氧化钙）或极稀的肥皂水口服中和强酸。

（3）选服以下几种液体之一：氢氧化铝凝胶、生蛋清、牛奶、豆浆、思密达粉等，口服能保护消化道黏膜，最后再口服植物油。

（4）同时立即组织人员脱去李某被强酸污染的衣服，用大量清水冲洗受伤部位，再用肥皂水或2%碳酸氢钠溶液冲洗，再以清水洗净。

（5）尽早拨打急救电话等待救援，向有关领导汇报。

四、训练说明

（1）判断不明液体是否是强酸，简单的方法是：首先强酸有刺鼻的味道；也可将不明液体倒在水泥地面上看是否有气泡，有气泡不断冒出则是强酸。

（2）警务救援人员注意个人防护，避免接触、及时清洗。

（3）若是由呼吸道吸入者，立即将病人移离现场，有条件者可以吸氧，并用雾化器将2%~5%碳酸氢钠溶液雾化吸入呼吸道内。

（4）强酸经消化道中毒时，一般禁止催吐和洗胃，以免加重食道和胃壁的损伤，引起胃穿孔。

（5）强酸经消化道中毒时禁用碳酸氢钠及碳酸钠，因为可产生含有碳酸根的物质，该物质遇酸可产生大量二氧化碳，导致消化道胀气以致穿孔。

训练二　强碱中毒现场急救措施

一、训练目的

（1）掌握强碱中毒的特点。

（2）掌握强碱中毒的现场处置程序。

（3）理解为什么误服强碱不能催吐。

二、训练素材

九岁的王梦园，是新疆克拉玛依市第六小学三年级（2）班的学生。2010年11月11日，王梦园的妈妈用空饮料瓶装了一瓶工业强碱（氢氧化钠）拿回家，准备清洗家里的垃圾桶。正在院中玩耍的王梦园看见了妈妈自行车筐里的饮料瓶，以为装的是牛奶，打开瓶盖"咕咚咕咚"就喝了。一阵突如其来的剧痛让她失声惨叫。王梦园的妈妈抱起小梦园就往医院急诊。

三、训练方法

王梦园的妈妈抱起小梦园往医院急诊的路上遇见作为巡警的你，这时你该怎么进行现场急救？

（1）明确小梦园为误服强碱中毒的人，口腔黏膜损害处可用大量清水冲洗。

（2）现场绝对不可催吐，立即找来食用醋、橘子汁等弱酸溶液内服中和稀释强碱。

（3）再服用橄榄油、花生油等植物油，生蛋清、豆浆或牛奶，用活性炭或思密达粉口服以保护胃肠黏膜。

（4）同时尽早送医院作进一步处理。

四、训练说明

（1）同抢救强酸中毒一样，警务救援人员注意个人防护，避免接触、及时清洗。

（2）对于不明液体是否是强碱可以通过观察受伤人员的创面来鉴定。受强酸腐蚀的创面往往是黄褐色，似烧灼样。而且强酸往往有刺鼻的味道，打开瓶盖有白烟冒出。受强碱腐蚀的创面往往呈白色皂状物，若不慎接触，手上有滑腻感。

（3）如果是皮肤及眼部被强碱泼洒时，应迅速用大量流动清水冲洗（不能用酸性液体以中和碱剂），皮肤应洗到皂样物质消失并按烧伤处理。眼睛用大量清水冲洗，再用人乳滴眼促进眼角膜恢复。

（4）同抢救强酸中毒一样，误服强碱绝不可催吐、洗胃，否则会造成二次伤害，引起消化道穿孔以及日后的消化道疤痕挛缩。

任务五　常见的药物中毒

【知识储备】

我们日常出警常见镇静催眠药中毒、急性阿片类药物中毒（吸毒）的情况。口服镇静催眠药即安眠药是大多数企图自杀者的选择，是我们日常最常见的药物中毒。

安眠药是中枢神经系统抑制药，具有镇静、催眠作用，过多剂量可致全身麻醉。服用过量的安眠药会导致一系列中枢神经系统过度抑制。表现为嗜睡、情绪不稳定、注意力不集中、记忆力减退、共济失调、发音含糊不清、步态不稳、明显的呼吸抑制。由于安眠药物临床应用广泛且易于获得，故安眠药中毒非常多见。安眠药中毒预后不仅取决于所服用药物的剂量，而且与早期抢救措施及时与否以及病人对药物的敏感性有关。

一、安眠药中毒分类

安眠药种类较多，以鲁米那、速可眠、氯丙嗪、安定、奋乃静等最常用，中毒主要包括以下几类：

（1）巴比妥类中毒：包括巴比妥、鲁米那、速可眠等药物中毒。

（2）苯二氮䓬类中毒：包括安定、阿普唑仑、三唑仑等药物中毒。

（3）非巴比妥非苯二氮䓬类中毒：包括水合氯醛、格鲁米特、甲喹酮、甲丙氨酯等药物中毒。

二、安眠药中毒时的临床表现

安眠药中毒的症状表现因服药量的多少、时间，空腹与否，以及个体体质差异而轻重各异，主要有以下特点：

（1）神经系统出现头晕、记忆力消失、嗜睡，严重者可昏迷、抽搐。

（2）初期呼吸速率减慢且规则，之后则呼吸减慢而不规则，严重时呼吸困难，可出现紫绀、脉搏加速、血压下降、循环衰竭，甚至发生呼吸停顿，导致死亡。

（3）皮肤可见皮疹，也会有恶心、呕吐等消化道症状。

安眠药中毒症状的严重程度可分为轻度中毒、中度中毒和重度中毒：

轻度中毒：嗜睡，判断力和定向力障碍，步态不稳，言语不清，体温、脉搏、呼吸、血压正常。

中度中毒：浅昏迷，用强刺激可唤醒，不能答问，很快又进入昏迷，腱反射消失，呼吸浅而慢，血压仍正常，角膜反射和咽反射存在。

重度中毒：深昏迷，全身肌肉弛缓，各种反射消失，呼吸浅而慢、不规则，脉搏细速，血压下降。

三、急性镇静催眠药中毒的判断

安眠药急性中毒的早期发现、早期诊断和早期治疗对预后有极其重要的意义。

根据病人用药史、空药瓶（空药盒）及上述的体征表现一般可以作出初步诊断。注意对于蓄意自杀者，口服安眠药往往不是唯一的中毒方式，可能同时还服用了大量酒精、吸入一氧化碳等，同时检查有无外伤等。

四、急性镇静催眠药中毒现场的处理详见情景训练部分

【范例分析】

2012 年 1 月 31 日下午 5 时许，连云港市花果山派出所值班民警接到 110 指令：花果山乡新华村东面山顶上，有一名男子服药寻短见。接警后，值班民警赵中奎与樊翔硕迅速驾车赶赴现场。前往救援的过程中，民警在与报警人取得联系后得知，闵某因为买彩票欠下两万多元债，下午独自一人离家出走到花果山，一时想不开，于是给家人发了轻生短信后，吞下整瓶安眠药，家人已在山上寻找。

由于天黑，加上山路难走，民警到达新华村东面山脚时，不得不下车爬上山。民警沿着崎岖的山路上山寻找，同时与报警人保持电话联系。因为对附近地形不熟悉，民警找了近两个半小时。到达距离事发地点三四十米的地方时，民警通过大声喊话得到报警人回应后，确定事发地点。

随后民警立刻展开现场施救，将 1000 毫升的矿泉水灌入闵某口中，然后催吐。这样反复操作了两次，然后顺着山路把闵某往山下背。在距离地面约三分之一路程时，

120 急救人员也赶到了。众人小心翼翼地将闵某抬上担架。当天晚上 9 时许，闵某被送往市第二人民医院救治。由于入院前已催吐，经过医院的进一步紧急救治，闵某已脱离危险。（消息来源：中国江苏网）

【任务要求】

1. 面对药物中毒的突发案例，现场如何正确处理？

2. 学会利用开水灌服、刺激咽喉催吐。

【情境训练】

安眠药物中毒现场急救措施

一、训练目的

1. 掌握安眠药物中毒的特点。

2. 掌握安眠药中毒的现场处置：开水灌服、刺激咽喉催吐。

二、训练素材

2012 年 9 月 30 日 11 时 05 分许，桐城县巡警大队张学宏例行巡逻，当警车巡逻至 206 国道 1183km 附近处时，发现路西侧的道路树旁停放着一辆红色轿车，发现车内驾驶座上的女子趴在方向盘上，情况可疑。前去盘查发现事主已处于浅昏迷状态，声称不想活了。他从女子的口袋中找到一阿普唑仑空瓶。见此情形，假如你作为张学宏的同事，应如何对其进行现场救治？（消息来源：安徽网）

三、训练方法

我们作为警务人员在今后的执勤中经常会遇到类似情况，现场我们需做到以下抢救措施（复习之前所学的催吐三部曲）：

（1）对未昏迷的病人，服药 6 小时内均须催吐，清除胃内容物。口服大量清水或白开水有饱胀感后，现场可用圆钝的物体或手指刺激咽喉引起咽反射而致呕。反复数次直至呕吐物为透明澄清液体。

（2）对浅昏迷、昏迷的病人，我们用左手肘部弯曲拖起病人颈部，用右手紧捏开病人双侧腮部，一般口会打开，助手用水慢慢喂服，之后刺激咽喉。清醒的病人可以用自己的手指刺激咽喉，也可以用筷子、羽毛等物刺激咽喉。对昏迷的病人用上述体位捏开口腔，再用圆钝的物体压舌，再轻轻插进去来刺激其咽喉导致呕吐。

（3）对浅昏迷、昏迷的病人，我们刺激其咽喉导致呕吐时，须将病人口鼻侧向外侧，不至于呕吐物阻塞呼吸道，同时也不会污染自己。

（4）完成催吐三部曲后我们要尽早拨打 120 电话请专业医务人员过来，病人如停止心跳、呼吸，应立即予以胸外心脏按压、心肺复苏。

四、训练说明

（1）不管是食物中毒、有机磷中毒、药物中毒都要学会及时催吐，尽可能地将进入体内的毒物排除，必须牢记掌握催吐方法。

（2）有条件者可口服活性炭，对吸附各种镇静催眠药有效。

（3）昏迷患者宜去枕平卧，尽量少搬动头部，头侧向一边，清除口鼻分泌物。保持气道通畅，有条件者可吸氧，同时注意保暖。

（4）要诱导病人说出服毒的原因。安慰病人，做好心理护理，以防再次发生意外。

常见突发意外事件的现场急救

任务一　溺水现场急救

【知识储备】

一、溺水概述

溺水又称淹溺，是指人体淹没于水或其他液体中，因吸入液体或因咽喉及气道发生反射性痉挛而引起窒息。

二、现场判断

溺水的判断重点是溺水的时间和程度，需要明确的淹溺病史和目击者的证实。

（1）轻度溺水：溺水仅片刻，溺水者仅吸入或吞入少量液体，有反射性呼吸暂停，神志清楚，血压升高，心率加快，面色苍白。

（2）中度溺水：时间为 1~2 分钟，溺水者有剧烈呛咳、呕吐，神志模糊或烦躁不安，呼吸表浅或不规律，血压下降，心跳减慢，大多发生肺水肿。

（3）重度溺水：时间为 3~4 分钟，被救者已处于昏迷状态，面色青紫或苍白肿胀，四肢厥冷，测不出血压，呼吸、心跳微弱或停止。

三、现场救治

（1）水中救起：利用一切可用的工具，如救生艇、救生圈、冲浪板或其他漂浮装置，尽快到达溺水者身边。为避免被挣扎中的溺水者抓住，应从后面靠近。从后面双手托住溺水者的头部，两人均采用仰泳姿势，将其带到安全处。施救者必须首先保证自身安全，才能减少自身与溺水者的共同危险。

（2）岸上救治：溺水者一旦被救出水面，应立即评估意识、呼吸和循环。

①轻、中度溺水：有呼吸和心跳，可进行倒水。方法是：施救者蹲下，将溺水者俯卧，腹部置于施救者膝上，右手轻压溺水者背部；或抱住溺水者双腿，腹部放在施救者肩上快速走动，使口咽部及气道内的液体快速倒出。要求倒水动作一定要快捷，切不可为了倒水而影响抢救。但对怀疑有脊髓损伤者慎用。

②重度溺水：若呼吸、心跳已停止，应立即进行心肺复苏（详见心肺复苏）。同时

给予吸氧、建立静脉通道、保暖、迅速转送医院。

注意事项：

（1）溺水的本质是窒息和急性呼吸衰竭，故畅通气道、呼吸支持在现场急救处置中尤为重要。如不能建立呼吸支持，人工呼吸应坚持到溺水者完全恢复正常呼吸为止。

（2）转运要及早，可边复苏边转运，千万不能等到有了结果或抢救停止时才转送医院。

（3）要注意合并伤的防治，如骨折的固定、脊柱损伤的搬运等。

（4）不要轻易放弃抢救，特别是在低温情况下，抢救时间需要更长一些。

【范例分析】

2011年12月17日14时45分许，广东顺德110接到报警电话，6名男孩在菖蕉桥水闸附近玩耍，期间不慎滑进河里，因不懂水性无法自救，被水冲到河涌中间。容里社区民警中队中队长卢能业迅速带领治安员前往处置。警治人员赶到现场时，溺水儿童（徐某，7岁）已被捞上岸，肚子鼓胀，昏迷不醒。为了让溺水儿童肚子里的水排出，3位警治人员将溺水儿童头朝下脚朝上抱起，不停晃动。紧接着，民警卢能业将男童平放在地上，然后对男童的肚子和心肺挤压施救。但经过一番努力后，男童依旧昏迷不醒。此时，在溺水儿童旁边，有10多名围观群众，似乎都无计可施。"快点'跑水'！"一名老人突然提醒大家。民警卢能业听后立即将男童扛在肩膀上来回跑动，通过肩膀强有力的挤压，将男童肚子里的水逼压出来。跑了大概半分钟后，卢能业将男童平放在地上，继续对男童的肚子和心肺进行挤压施救。这时，有围观群众发现，男童口中慢慢地流出了水，就大声喊道："有希望了，不能停，继续跑！"卢能业又扛起男童继续来回跑动，跑了一分多钟后，气喘吁吁的卢能业将男童放在地上继续做心肺挤压。随后，另一位治安员又将男童扛在肩上来回跑动……功夫不负有心人，随着肚子里的水被逐渐挤出，几分钟后，男童终于恢复知觉，慢慢睁开了眼睛，身体也动了起来。在场的警治人员长长地吁了一口气，而围观群众也不约而同地欢呼起来。很快，容奇医院120救护车赶到现场，将男童迅速抬上急救车送往医院进行进一步治疗。

【任务要求】

1. 学会初步判断溺水程度。

2. 掌握溺水的现场救治原则和轻、中度溺水的现场救治方法。

【情境训练】

轻、中度溺水的现场救治

一、训练目的

掌握轻、中度溺水的现场救治方法。

二、训练素材

男性儿童，10岁，在江边玩耍时不慎掉入水中，被路人从水中捞起。该儿童出现神志模糊，呼唤时不睁眼，但有言语反应，语句不清，间断呛咳、呼吸表浅，血压下降，脉搏细速，四肢发冷，未见明显紫绀。

三、训练方法

（1）判断溺水程度：溺水儿童存在自主呼吸、心跳，神志改变主要是呼吸道梗阻缺氧所引起，处于休克早期，属于中度溺水。

（2）进行正确的操作，促使呼吸道内液体排出。

四、训练说明

学会区别轻、中度溺水和重度溺水，两者救治原则不同。前者重点是促使呼吸道内液体排出，后者重点是首先保证机体呼吸、循环功能的持续性，同时紧急送医院。

任务二　呼吸道异物现场急救

【知识储备】

一、呼吸道异物梗阻概述

气道异物阻塞通常是指异物意外误入人体气道所造成的呼吸道阻塞症状，常可引起窒息。现实中以婴幼儿和老人相对多见，往往发生在进食或儿童玩耍的过程中。一旦错失时机或处置不当将会带来严重后果，死亡率较高。

二、现场判断

判断气道阻塞严重程度并紧急评估有无危及生命的情况是初步处置的重要环节。

（1）特殊表现：常见突发剧烈呛咳、反射性呕吐、吸气性喉喘鸣或呼吸困难。由于伤员极度不适，常以一手呈 V 字形紧贴喉部，以示"痛苦和求救"，这是气道异物阻塞的特殊体征。严重者咳嗽无声，不能说话和呼吸，面色青紫、发绀，呼吸困难加重并出现意识障碍。

（2）病史采集。

①当事人或目击者明确告之有异物吸入史。

②突发的呼吸困难，在排除心脏病、突发脑血管意外或癫痫发作后，可考虑气道梗阻。

③昏迷患者进行 CPR，反复通气数次，仍未见胸廓起伏。

（3）判断气道阻塞严重程度，现场评估是否有生命危险。

①气道轻微阻塞：能够用力咳嗽，尚有一定通气，咳嗽停止时出现喘息声。

②气道严重阻塞：可能初期通气良好，之后逐渐恶化；也可能初始出现通气不良或无法自行通气。表现出咳嗽无声、呼吸困难加重伴吸气时高调喘鸣、双手抓住颈部或出现意识障碍。如不紧急处理，可危及生命，在数分钟内致死。

三、现场处置

使用简单、实用性强、不借助医疗设备的手法快速地将异物排出气道，以解除危及生命的窒息情况。

（一）处置原则

处置原则根据气道阻塞症状的轻重而有所区别

（1）气道阻塞症状轻微时，鼓励患者继续用力咳嗽并尽力呼吸，不宜干扰其自行排出异物。施救者密切监护气道异物梗阻者的情况，如自行解除失败，立即拨打120，同时实施干预。

（2）气道阻塞症状严重者，施救者立即实施干预，尽快帮助其排出异物。

①有意识的成年人发生严重的气道异物梗阻时，首先推荐反复使用经典的急救手法，即腹部冲击法（海氏手法），直至阻塞解除。

②肥胖者和妊娠妇女，反复冲击腹部无效时，可实施胸部冲击法。

③气道异物梗阻意识丧失者，立即实施心肺复苏术。先口对口人工通气 2 次，再行仰卧位腹部或胸部冲击法。

④无意识的窒息者，口咽部有明确可见的固体异物时可以用手取出，但不推荐常规清扫。

⑤提倡急救手法的联合和灵活运用，直至阻塞解除；提倡获救前积极自救。拍背、腹部冲击法、胸部冲击法均是简洁有效的救治措施。

（二）常见处置方法

1. 拍背法

（1）立位。

对象：有意识的气道异物梗阻者。

体位：取立位或坐位，头部平于胸部水平或低于胸部水平；施救者站其身后。

手法：施救者一手围扶气道异物梗阻者胸部，另一手掌根在其肩胛区脊柱上给予 6～10 次连续急促的拍击，直至异物排出。

（2）卧位。

对象：意识丧失的气道异物梗阻者。

体位：取屈膝蜷身、侧卧位，头低于胸部水平，面向施救者。

手法：施救者以膝和大腿抵住气道异物梗阻者胸部，在其肩胛区脊柱上给予 6～10 次连续急促的拍击，直至异物排出。

2. 腹部冲击法

（1）立位。

对象：有意识的气道异物梗阻者。

体位：取立位或坐位，施救者站其身后。

手法：施救者用双臂环抱气道异物梗阻者腰部，一手握拳以拇指侧腹部置其腹正中线脐上二横指处、剑突下方，另一手握此拳，双手快速用力向内、向上冲击 6～10 次，直至异物排出。

（2）仰卧位。

对象：意识丧失的气道异物梗阻者。

体位：取仰卧位，用舌－上颌上提法开放气道；施救者以双膝夹住气道异物梗阻者两侧髋部，呈骑跨式操作。

手法：先进行口对口人工通气 2 次，如无效，施救者一只手的手掌根平放在气道异物梗阻者的腹正中线脐上二横指处、剑突下方，另一只手的手掌根与之重叠，双手快速用力向内、向上冲击 6～10 次，直至异物排出；若为婴幼儿，可采取按压手法操作。

3. 胸部冲击法

（1）立位。

对象：有意识的气道异物梗阻者。

体位：取立位或坐位，施救者站其身后。

手法：施救者双臂经气道异物梗阻者的腋下环抱其胸部，一只手握拳，拇指侧顶其胸骨中部（避开剑突和肋骨下缘），另一只手紧握此拳，向后作 6～10 次快速连续的冲击，直至异物排出。

（2）仰卧位。

对象：意识丧失的气道异物梗阻者。

体位：取仰卧位，用舌 – 上颌上提法开放气道；施救者以双膝夹住气道异物梗阻者两侧髋部，呈骑跨式操作。

手法：先口对口人工通气 2 次，如无效，施救者一只手的手掌根平放在气道异物梗阻者的胸骨中部，另一只手的手掌根与之重叠，双手快速用力向内、向上冲击 6～10 次直至异物排出。

4. 自救法

自救法适用于阻塞症状轻微，气道异物梗阻者意识清晰，一般状况尚好的情况。

（1）自主咳嗽。

（2）自行腹部冲击法。

方法一：气道异物梗阻者一手握拳置于自己的上腹部，相当于腹正中线脐上二横指处、剑突下方；另一手紧握此拳，用力向内、向上作 6～10 次快速连续的冲击。

方法二：气道异物梗阻者将自己的上腹部迅速压于椅背、桌角等硬物上，用力向内、向下作 6～10 次快速连续的冲击。

5. 手取出异物

对象：仅适用于无意识的气道异物梗阻者，其口咽部有明确可见的固体异物。

体位：取仰卧位，施救者跪其头侧。

手法：将气道异物梗阻者的头偏向一侧，施救者一手拇指伸入其口腔内，其余四指放置下颌骨处，将气道异物梗阻者的舌及下颌骨垂直向上牵引；另一手食指、中指由气道异物梗阻者次一侧口腔颊部内侧插入，在咽喉部或舌根处轻轻勾出异物，或看准异物夹出。注意操作轻柔、准确，切忌动作过猛或粗暴，以避免将异物推入气道深处。

注意事项：

（1）现场处置无效或气道阻塞仍然严重者，应立即建立人工气道，实行气管插管，紧急情况下可行环甲膜穿刺或切开术，给予人工辅助呼吸支持。

（2）现场处置有效后，救治不能中断，气道异物梗阻者立即接受二次评估，判断是否有其他紧急情况，需要进一步救治。尤其是接受腹部冲击法救治的气道异物梗阻者，应后续观察 2～4 小时，排除肋骨骨折、胸腹部内脏损伤等并发症的发生。

【相关知识】

1974 年，美国医师亨利·海姆力克（Henry J. Heimlich）发明了一套气管异物的急救方法，这套方法刚刚被刊登出来，即通过一位 70 多岁老人的手救活了一位被鸡块堵住气管的邻居，海姆力克医师声名大噪。随后，美国医学会以他的名字命名了这套方法，即"海氏急救法"（Heimlich Maneuver），并大力推广。海氏急救法被推广以后的四年时间里，也就是 1975—1979 年间，挽救了 3000 多人的生命。随着海氏急救法在全球的推广和应用，其针对不同年龄和气道梗阻程度的许多改良方法陆续被采用。至今，海氏急救法仍然是解除气道异物的首选方法。

【任务要求】

掌握海氏急救法的操作方法。

任务三 火灾现场救护与逃生

【知识储备】

一、火灾概述

火灾是指在时间或空间上失去控制的燃烧所造成的灾害。在各种灾害中，火灾是最经常、最普遍地威胁公众安全和社会发展的主要灾害之一。因此，了解火灾对人体造成损伤的一般规律，掌握正确的火场逃生、救护方法，具有明确的现实意义。

火灾事故具有突发性、损伤严重性、复杂性的特点，对人体的损伤主要表现在以下方面：

（一）吸入性损伤

火灾中烟气的主要成分是碳粉，还有大量的一氧化碳、二氧化碳、硫化氢等有毒气体，携带热力的毒害气体通过人的呼吸道可直达肺泡，对人体呼吸系统造成的损害表现为缺氧、高温损伤及有害化学损伤。轻者表现为头晕、头痛、胸闷、气促、呼吸困难、刺激性咳嗽；严重者出现意识障碍，呼吸时肺部有大量哮鸣音，甚至出现急性呼吸衰竭，即成人呼吸窘迫综合征。

（二）烧伤

由热力、有害化学物质、电流以及放射线导致的皮肤或其他组织的损伤统称为烧伤。火灾的烧伤多是火焰直接导致皮肤及其皮下组织的蛋白凝固、脱水、碳化等的损伤。局部皮肤及其组织损伤区域由热力中心向外分为中心的坏死凝固区、中间的渗出区和外周的充血区。严重的烧伤不仅是局部组织的损伤，而且会引起全身血流动力学、代谢、免疫、营养等各方面的紊乱，出现各系统复杂的病理生理变化，并随时危及生命。

（三）休克

烧伤后 48～72 小时内为休克期，休克是烧伤早期的主要并发症，也是烧伤早期死亡的主要原因之一。其本质是烧伤创面渗出导致有效血容量减少，继而出现组织器官缺血、缺氧。成人烧伤面积大于 20%，小儿烧伤面积大于 5% 即可发生低血容量性休克。休克发生与否和烧伤严重程度，早期救治是否及时、有效密切相关。

（四）摔伤、摔死及踩踏所致损伤

当选择逃生路线失败后，人往往失去理智而采取跳楼、跳窗等方式。在人流密集而逃生秩序混乱的情况下，容易导致相互踩踏。

二、火场救援及逃生自救

（一）火场救援

火场救援是指救援人员使用各种技术方法和器材装备，营救被火灾围困或受其他险情威胁的人员的救助行动。

1. 寻找被困人员的方法

被火灾和险情围困的人员，出于自救的本能会躲藏起来，给救援工作带来困难。火场营救人员应该仔细寻找。

（1）询问知情人。

向起火单位的知情人员或在场群众详细了解火场的有关情况，了解被困人员的基本情况（如人数、性别、年龄、所在地点等），以确定营救方案和途径。

（2）人员侦查。

进入火场内部侦查，寻找被困人员。采取看、听、喊等方法深入火场内部搜寻，仔细查看火势、燃烧物质、建筑结构等有关情况；倾听是否有人呼喊、哭泣或喘息，是否有建筑物件塌落前的声音以及特殊物体燃烧的声音；在边看、边听的同时呼喊被困人员。

（3）仪器探测。

用热视仪、生命探测仪等仪器搜寻被困人员。

（4）搜救犬搜救。

2. 火场救人的途径、器材装备

（1）救人途径：建筑物内的安全门、直通室外的安全出口、门、窗、疏散楼梯、消防电梯、逃生滑道等；建筑物的阳台、屋顶、落水管道、疏散楼梯、天桥、走廊等；飞机、船舶、汽车、火车上的安全门、紧急出口等；地下建筑（如矿井）的进出口、斜竖井口、通风口等。没有救人通道时，可采用破拆建筑物的门、窗、墙、楼板等构件的方法开辟通道。

（2）救人器材装备：包括消防云梯、安全绳、救生气垫、救生袋、救生梯、缓降器等。

3. 救人的方法

（1）建筑物内部通道被烟火封锁时，救援人员可将消防梯、举高消防车升起，架到被困人员所在的窗、阳台、屋顶，利用消防梯、举高消防车、救生袋和缓降器将被困人员救出。

（2）无法架设消防梯时，消防人员通过挂钩梯、徒手爬落水管道、窗户等方法攀登上楼，然后用安全绳将被困人员救下；使用射绳枪将绳索射到被困人员所在位置，让被困人员将缓降器、救绳梯等消防器材吊上去，然后使用缓降器、救绳梯自救；当有被困人员跳楼时，应及时在相应的地面位置铺设救生网、垫。

（3）浓烟和火焰将人员困在建筑物内时，应用水枪开辟一条能将被困人员疏散到直通室外安全出口的疏散线路；一时不能全部疏散完，也可以引导被困人员转移到附近无烟处，然后再疏散。

（4）对于老弱病残及孕妇、儿童等被困人员，要采用背、抱、抬、扛等方式转移。

（5）需要穿越火区救人时，可用浸湿的衣服、被褥将被救者和自己的头、面部遮起来，并用雾状水流掩护，防止被火焰或热辐射灼伤。

（二）火场逃生自救

（1）火情发生时，立即停止一切工作，沿建筑物消防通道指示逃生，切忌乘坐普通电梯逃生。

（2）火情较严重，估计遭遇浓烟、火焰时，迅速用水将身上浇湿，或披上湿棉被，用湿布、湿毛巾等掩盖口鼻，弯腰前进或匍匐爬行，减少浓烟吸入。

（3）遭遇火情封锁时，应沿水平方向选择其他通道，或临时退守到房间或避难层内争取时间，进而采取其他方式逃生；尽量避免往火情所在楼层以上的楼层逃生。

（4）通道无法逃生时，寻找通风较好、较显眼的建筑外围的窗台、阳台、楼顶平台躲避，同时挥舞衣物，发出呼叫，等候救援。

（5）用床垫、衣物封堵通道或门窗，并浇湿，可暂时阻断火势蔓延和浓烟，争取救援时间。

（6）用衣物、床单等结绳或沿建筑物外墙管道攀爬，往低层安全处转移。

（7）万不得已需要跳楼自救时，先尽量往低层攀爬，降低跳楼高度，跳楼前可将床垫、沙发等物件抛下地面作为缓冲，或多抱棉被、床垫等松软物品，尽量朝楼下草地、水池、树木跳，可相对减轻伤亡程度。3楼以上跳楼死亡率较高，不到万不得已，不建议跳楼逃生。

【范例分析】

高层建筑火灾是全世界消防灭火队伍最为头疼的三大难题之一。2009年4月19日发生在南京的中环国际广场火灾，从起火到最终扑灭，前后不到一个小时，过火面积约400平方米，紧急疏散救援410人，无人员伤亡，成为全国扑救高层建筑火灾最为成功的案例之一。南京中环国际广场的"4·19"大火，于10点50分起火，短短8分钟就燃烧到了大楼顶部，并且从外墙沿着空调管壁和窗帘往楼里蔓延。火势蔓延之快，令所有的旁观者都感到吃惊，联想到当年年初央视新大楼的大火，也是很短的时间内就形成全楼燃烧的局面。为什么高层建筑发生火灾时火势特别迅猛？公安部灭火救援专家组成员伍和员在接受记者采访时解释说，因为现在的高层建筑多为框架结构，起火时一旦外墙面遭到破坏或留有窗口，空气流通之下就很容易形成立体燃烧，"形象地说，失火后的高楼就像一个大烟囱，楼里有大量的可燃物，外墙破损又会带进来充足的氧气，这样的大火势头特别猛，也最难被扑灭"。公安部消防局曾经有过统计，高层建筑起火后，烟雾的蔓延速度是每秒钟3~5米，而像中环国际广场这样的百米高楼，从底楼燃烧至顶楼最多也只需要10分钟。更恐怖的是，在常规消防灭火作业中的主力军——消防车遇到高层失火时完全无法发挥威力。这是因为现在的高层建筑动辄上百米，而省内目前最高的消防车，其作业高度不超过100米，对100米以上的楼层火情鞭长莫及。就算拥有作业高度在100米以上的消防车，发生火灾时也未必能派上用场，因为作业高度在100米以上的消防车对作业半径要求特别高，目前的高层建筑多位于市区繁华路段，发生火灾时，很难找到大块稳定的空间架起消防车的消防梯。此次中环国际广场的大火，能在1个小时内成功扑灭，并且救出所有被困人员，除了消防队员的奋力救援外，很大的一个因素就是广场的内部消防设施完好，并最大限度地发挥了作用，消防队员乘坐消防电梯迅速赶到了楼顶压制大火，室内的消防栓也提供了足够的消防用水，消防控制室利用广播通知楼内人员疏散，大楼排烟系统也运转正常。针对这点，消防专家特别呼吁在高层大楼里办公和生活的市民，平时要特别注意对消防设施的保护。伍和员表示，高层建筑起火后，受困人员最安全的逃生通道还是消防楼梯，因此，楼梯口的防火门平时一定要保持完好，并注意关闭，15层以上的高层建筑，每隔15层应设置火灾避难层，以便难以逃出大楼的受困人群躲避火势。大楼里常备的消防栓和消防器具应保证完好，切忌人为破坏。另外，由于高层建筑的消防电梯、水泵等都是通过大楼内的强、弱电井进行控制，所以平时对这些区域也要特别注意，非专业人员不得随便入内。根据消防部门的调查，本次中环国际广场大火是由于工人在室外空调机井焊接时，焊渣掉落到了外墙面的聚氯乙烯保温隔音板材上引发的。大火之后，对于高层建筑外墙隔音保温材料的防火标准也在重新拟订中。伍和员透露，公安部正联合多个部门拟订新的外墙保温材料防火标准，寻找难燃甚至不燃的材料。同时，还将研究更为细致的高层建筑外墙大型广告牌设立规范，最大限度地"防患于未燃"。

【任务要求】
掌握火灾现场逃生、自救的常用方法。

任务四　地震现场救护与逃生

【知识储备】

一、地震概述

地震是地球内部积蓄巨大能量后突然释放，导致地表剧烈振动的异常现象。它是一种对人类社会破坏性极强的自然灾害。

（一）地震伤情特点

（1）突发性：迄今对地震尚无准确预报，其灾情的发生极具突发性。

（2）现场救治困难：地震引起建筑倒塌、山体滑坡、水灾、火灾等，常导致道路、通讯、水电中断，同时灾区恶劣的气候、卫生环境给医疗救援增添了重重障碍。

（3）伤情重且复杂：地震造成的人体伤害往往是多发伤，既包括生理性的多组织、器官损伤，同时又有严重的心理创伤，其损伤的广泛性、持久性超过一般的灾害损伤。

（4）次生损伤突出：地震造成的次生损伤主要有余震伤害、地质伤害、水火灾害、疫病灾害等，均可对灾区人员造成次生损伤。

（5）一次性伤亡人员众多：地震短时间内可造成较多人员伤亡，地震级别较高、离震中距离短、震区人员密度高、高层建筑物多、夜间地震均可加大伤亡人员比例。

（二）地震伤情分类

（1）挤压伤：人体组织被重物挤压超过6小时后，受挤压的肌肉组织就会因缺血而坏死。坏死组织释放大量的肌红蛋白、各类毒素、钾离子等有害物质进入血液循环，可引起急性肾衰竭。另外，高血压高钾、高磷、酸中毒可引起心脏功能衰竭。

（2）骨折：与挤压伤一样，骨折为地震灾害中最常见的损伤之一。骨折包括头颅骨折、四肢骨折、脊柱骨折、骨盆骨折及多发性骨折等。

（3）软组织损伤：包括擦伤、挫伤、扭伤、刺伤、切割伤、浅表性贯通伤及周围神经损伤等。

（4）窒息：建筑物倒塌、滑坡、泥石流，将伤员埋压在瓦砾、砂石、泥土里。这些异物可直接堵塞其呼吸道而引起窒息，或因空间狭小引起缺氧窒息。部分伤员因颜面部创伤、肋骨骨折、气胸、血胸、纵隔气肿等严重影响呼吸功能而发生窒息。

（5）烧伤：由地震引起的次生性灾害造成，包括火灾、煤气爆炸、供电设施起火爆炸等。

（6）复合伤：地震所致的损伤往往涉及多个器官、组织，表现为复合伤。

（7）中毒：地震导致有毒气体或有毒物质泄漏，并引发大批公矿企业职工和社区居民中毒。

（8）全身衰竭：灾民被困在废墟中，长时间断食断水，环境恶劣，使人体代谢紊乱、抵抗力下降和全身衰竭。

（9）心理创伤：灾害后心理障碍，从轻度的紧张反应到严重的创伤后急性应急障碍，严重抑郁、恐惧等，有各种各样的表现。其中，多数人表现出心理压力，仅少数人（15% ~25%）发展成精神疾病。

二、地震现场逃生和救护

（一）现场逃生

（1）地震发生时如果身处建筑物内部，除非是估算数秒内能迅速逃离建筑物并到达安全开阔区域，否则不主张盲目跑动，应迅速就地避震。寻找建筑物承重墙角、卫生间等狭小而不易倒塌内陷的空间，或在重心较低，且结实牢固的家具（如桌子）下面躲避，并用坐垫、床垫等可缓冲物体保护好头部。切忌靠近大片墙体、横梁、玻璃幕墙、玻璃门、阳台、窗台、天井、电梯口、吊灯等不稳定结构或物体。

（2）摇晃时立即关火，失火时立即灭火。大地震时，不能依赖消防车来灭火。因此，第一时间每个人关火、灭火的努力，可将地震衍生的火情控制在最低程度。地震发生时，关火有三次机会。第一次机会是在大晃动来临前的小晃动时，在感知小晃动的瞬间，即刻相互招呼："地震！快关火！"关闭煤气管道总闸、正在使用的明火设施等。第二次机会是在大晃动停息的时候，再一次呼喊"关火！关火！"并立即关火。第三次机会是在着火早期的1~2分钟内，迅速用灭火器喷洒、被褥覆盖等手段，可有效扑灭明火。

（3）将门打开，确保出口。钢筋水泥结构的房屋等由于地震晃动造成门窗错位，打不开门。争取在躲避前将门打开，确保出口。

（4）地震发生时身处户外，应立即就近寻找开阔安全的区域躲避，避免站在建筑物、广告牌、公共电力设施等物体旁，并注意保护好头部。

（5）在广场、百货公司、剧院、体育馆等人流密集的地方，必须依照现场维持人员、警卫人员的指示有序行动，避免发生踩踏事件。

（6）如地震发生时身处电梯内，迅速将操作盘上各楼层全部按下，一旦停下，迅速离开电梯，确认安全后避难。万一被困电梯内，切忌慌乱，通过电梯专用电话或手机求救。遇到电梯急剧下坠，脊柱紧贴电梯内壁，双手扶好，屈髋、屈膝，做好着地时的缓冲姿势，最大限度避免脊柱损伤。

（7）如地震发生时身处汽车内，因地面振动导致无法把握方向盘，难以驾驶。迅速避开十字路口将车靠路边停下，让出道路中间部分。车窗关好，车钥匙插在车上，不要锁车门，随后离车避险。

（8）务必注意山崩、断崖落石、泥石流、海啸等危险。

（9）避难徒步时，携带必需品应在最少限度内。

（10）发生大地震时，人们心理上易产生动摇，为防治混乱，保持冷静，从携带的收音机、无线网络、广播中了解政府、警察、消防等防灾机构直接发布的信息，决不轻信不负责任的流言蜚语，不要轻举妄动。

（二）现场救护

（1）迅速救援：创伤发生后的 10 分钟、1 小时、72 小时是 3 个重要的时间窗，72 小时后获救机会大幅减少。因此，救援必须争分夺秒。

（2）自救互救：救援力量到达现场展开救援，通常需要一定时间。所以灾区群众积极开展自救互救是非常重要的救援模式。自救方法包括：被掩埋时迅速清除口鼻部掩埋物，保持呼吸道通畅；受伤出血时应自行包扎止血，避免失血性休克；用砖块、木棍支撑不牢固的倒塌物，或二次寻找牢靠的遮蔽空间，以免余震造成二次伤害；尽量保持体力，不急躁和盲目行动；通过打手机或敲打管道发出求救信号；寻找食物和水源（甚至自己的尿液），以维持生命。

（3）先后有序：抢险医疗急救应遵循"先近后远"、"先易后难"、"先重后轻"、"先伤员后常人"、"先集体后个人"的原则。先救近处后救远处的人，不论是家人、邻居，还是陌生人，只要近处有人被埋压就要积极抢救；先救重伤员，后救轻伤员或正常人，因为对于重伤员来说，时间就是生命；在救援人员、器材有限的情况下，应先施救容易获救的伤员或被困人员，后救短时间内不易获救的人；集中人力、物力首先救援受灾群体，尤其是幼儿园、中小学、医院等无力自救的特殊群体，后考虑少数或单个被困人员。

（4）安全救援：科学施救、安全施救。救援人员首先做好自身安全防护，同时做好对被埋压者的保护，防止对其造成新的伤害。根据坍塌物力学特点，进行保护性挖掘。接近伤员时，避免使用利器。尽量利用倒塌物体之间的空隙和通道来营救被埋压者。一时难以救出者，应先建立一条生命通道，可将空气、水、食物、药品输送给被埋压者，以维持其基本生理需要。

（三）各类创伤现场救治

（1）挤压综合征：指人被重物压埋，尤其是肌肉丰满的肢体，而后引起身体一系列的病理改变，临床上主要表现为少尿或无尿，以肾功能急性衰竭为特点。

现场救治包括：

①解除重压：救援人员迅速进入现场，力争及早解除重物压迫，减少本病发生概率。

②肢体制动：对肿胀肢体限制活动，将伤肢暴露在凉爽处或用凉水降温，切忌抬高、按摩、热敷。目的是减少对组织坏死产生的有害物质和毒素吸收。

③止血、固定：对活动性出血应予以止血，不加压包扎，更不要用止血带。大血管断裂除外。

④补液：补充碱性液体，口服或输液均可。

⑤稳定后迅速转送医院。

（2）其他部位损伤参照单元三。

【范例分析】

地震发生突然且破坏力极强，第一时间逃离坍塌现场的概率微乎其微。因此，如何第一时间选择合适的躲避空间和震后自救，关系到个体的生死存亡。

案例一　保存体力击石传声。1976年7月28日3点42分，唐山市发生里氏7.8级地震。唐山市一女职工，家住西山路楼房，睡眠中被剧烈的振动惊醒后，只见外面一片雪亮，墙已裂开，在亮光的照映下，参差不齐的砖缝一开一合，房屋摇摇欲坠，十分可怕。在意识到这是地震后，她顺势向床下滚。这时楼倒屋塌，楼板掉下，她被压在里面，成半跪半趴的姿势，趴在床边，不能活动，黑暗中郁闷难忍。用手乱摸，发现屋顶紧挨着头，四周全是砖，衣服还在床上，但床已被砸穿。时间一分分地过去，她的呼吸越来越急促，为了争取给自己创造生存的条件，便用手一块一块地从断壁上抽砖，当空气和光线从抽下的一块砖缝处进入时，给她带来了生的希望。不知过了多长时间，她听见姐姐和邻居来救她的声音，因地上的家具全堆在她的外面，故她拼命叫喊，也没人听见，反弄得自己筋疲力尽，连喊的力气也没有了。外面的人也不能确定该女职工的位置，无从下手。姐姐急得在外面喊话，教她拿东西敲打，人们听到敲声，顺声挖了约两米深，终于把她救了出来。从救助的过程来看，埋压较深的人，呼喊不起作用，用敲击的方法，声音可以传到外面，这也是埋压人员示意位置的一种方法。

案例二　双手挖掘成功自救。汶川地震发生当天，家住彭州市银广沟的马志成跟随家人到汶川走亲戚，在亲戚家中，灾难发生了。马志成所在的房屋整个坍塌，坐在堂屋靠里的他在跑到房梁处时，被压在了梁下。跑出房屋的亲人发现他被埋在了废墟中。雨水渐弱，人们再次返回现场，却惊讶地发现——马志成已经自己爬出了废墟，躺在了泥水中。据马志成自己说，被掩埋后，房梁虽然压住了他，但形成了一个小空间，他能够活动手臂，也能摸到全身的各部位。在等待了几个小时后，他开始一点点朝一个方向挖掘，一直不断地用手挖，最后竟然爬了出来。在爬出来的那一刻，他感觉再也没有力气了，只有躺在地上等待救援。事后估算，马志成在黑暗中自己用手至少挖掘了30多个小时。马志成出来时，武警官兵已经徒步翻山越岭赶到了汶川。

案例三　喝尿求生。汶川地震中被埋在北川县城废墟长达100小时的彭志军连同另外3人于16日下午在同一个地方被救出，创下了一个生命奇迹。彭志军被救护车送至绵阳市中心医院时，距离"5·12"大地震发生已经过去了整整100个小时。据他回忆，5月12日地震发生时，他正在县里一家医药公司的门口。邻近的房屋倒塌将其掩埋其中。他当时感觉头部被掉落的碎石砸起了许多大包，双腿被倒下的大门压住。很快，他发现自己的左臂无法动弹。所幸的是，双腿被嵌在了大门和地面的缝隙中，受伤不重。"天灾躲不过，我只有寻求自救。"彭志军向采访他的记者说。他先用右手解下自己的腰带，把受伤的左臂吊在脖子上以缓解伤势。四天四夜中，他靠吃自身携带的香烟粉、卫生纸和喝自己的尿液得以活命。获救后医生对其进行身体检查后得出结论，除了左臂发生粉碎性骨折和腿部受轻伤外，身体的其他部位均未发生明显异常。

【任务要求】

掌握地震时的逃生原则和自救方法。

高低温及电流损伤的现场急救

任务一 烧伤与烫伤现场急救

【知识储备】

一、烧伤概述

烧伤和烫伤可统称为烧伤，一般情况下，烫伤被视为热力烧伤的一种。烧伤主要是皮肤损伤，严重者可伤及肌肉骨骼、神经血管甚至内脏。也可以作用于黏膜覆盖的部位如眼、口腔、食管、呼吸道、肛门、阴道、尿道等，使机体失去防御细菌入侵的固有屏障。烧伤不仅是局部组织的损伤，严重时可引起全身血流动力学、代谢、免疫、营养等各个方面的紊乱，出现各系统复杂的病理生理变化，并随时危及生命。

二、烧伤程度判断

（一）烧伤面积的估算

烧伤面积是指皮肤烧伤区域占全身体表面积的百分比，常用的计算方法有手掌法和九分法。

1. 手掌法

以伤者本人手掌五指并拢的掌面为体表面积的1%估算，此法对小面积烧伤估算很方便；估算大面积烧伤时，常与九分法结合使用。

2. 九分法

将人体各部位分别定为若干个9%（见表9-1），主要适用于成人。头面颈部为9%，双上肢为2×9%，躯干和会阴为3×9%，双下肢及臀部为5×9%+1%，共为11×9%+1%=100%，便于记忆。儿童因头部面积较大而双下肢面积相对较小，故稍加修改，可按下列方法计算：

表9-1 新九分法

部位	成人体表（%）	占儿童体表（%）
头颈部	发部3 面部3 颈部3	共1×9 9+（12-月龄）
双上肢	双上臂7 双前臂6 双手5	共2×9 2×9
躯干	躯干前13 躯干后13 会阴1	共3×9 3×9
双下肢	双臀5 双大腿21 双小腿13 双足7	共5×9+1 5×9+1-（12-月龄）

（二）烧伤深度的估计

目前普遍使用三度四分法，即分为Ⅰ度、浅Ⅱ度、深Ⅱ度、Ⅲ度。习惯上将Ⅰ度和浅Ⅱ度烧伤统称为浅度烧伤；深Ⅱ度和Ⅲ度称为深度烧伤。

（1）Ⅰ度烧伤：又称红斑性烧伤，病变最轻。一般仅伤及表皮浅层，表皮生发层尚健在，再生能力活跃。表面红斑状，干燥、微肿发红，有烧灼感，无水疱，皮温略高，3~7天脱屑痊愈，不留疤痕，短期内有色素沉着。

（2）浅Ⅱ度烧伤：伤及表皮生发层、真皮乳头层。局部红肿明显，有大小不等的水疱形成，内含黄色或淡黄色血浆样或蛋白凝固的胶冻物。水疱破裂后，创面潮湿、红润，痛觉敏感，皮温升高。如无感染，1~2周愈合后不留疤痕，皮肤功能完好。由于色素细胞被破坏，偶有色素改变。

（3）深Ⅱ度烧伤：伤及真皮深层，介于浅Ⅱ度和Ⅲ度之间，深浅不一致。因变质的表层组织增厚，水疱小而扁薄，感觉稍迟钝，皮温稍低，去除坏死皮后，创面浅红或红白相间，质地稍韧，表面渗液少。如不感染，可融合修复，一般需3~4周。如合并感染，创面多需植皮愈合。

（4）Ⅲ度烧伤：又称焦痂性烧伤。伤及皮肤全层，甚至达皮下、肌肉、骨骼。由于损伤程度不同，局部外观呈蜡白、黄褐、焦黄或炭化。创面无水疱、无渗液、干燥、发凉，痛觉减退，触之硬如皮革。3~4周焦痂脱落，形成肉芽创面，必须植皮才能愈合。

（三）烧伤严重程度分类

（1）轻度烧伤：Ⅱ度烧伤面积10%以下。

（2）中度烧伤：Ⅱ度烧伤面积11%~30%，或Ⅲ度烧伤面积10%以下。

（3）重度烧伤：烧伤面积31%~50%，或Ⅲ度烧伤面积11%~20%，或Ⅱ度与Ⅲ度烧伤面积不足上述百分比，但合并以下情况之一者：全身情况严重或有休克者；有复合伤或合并伤；中、重度吸入性损伤；婴儿头部面积烧伤超过5%。

（4）特重烧伤：烧伤面积达51%以上，或Ⅲ度烧伤达21%以上，或已有严重并发症。

三、烧伤现场救治

现场救治原则是迅速脱离致伤源，立即冷疗，就近急救和分类转运专科医院。

（1）迅速脱离致伤源：火焰烧伤时，切忌奔跑、呼喊或用手扑火，以免助火燃烧而引起头面部、呼吸道和手部烧伤。应就地滚动或用棉被、毯子等覆盖着火部位。适宜水冲的以水灭火，也可跳进附近水池或河沟内灭火；不宜水冲的，用灭火器。

（2）冷疗：去除致伤因素后，创面应用冷水冲洗。这不仅可以减少创面余热对尚有活力的组织的继续损伤，而且可以降低创面的组织代谢，使局部血管收缩，减少渗出，从而减轻创面水肿程度，并有良好的止痛作用。水温越低，效果越好，应至少在15℃以下。

（3）创面包扎：创面初步处理后用无菌敷料或干净软毛巾包扎（详见单元三的包扎法），即可送院治疗。切忌在创面上涂抹任何药粉或软膏，以免造成二次污染，增加医疗清创难度和创面感染概率。

【任务要求】

1. 了解如何初步判断烧伤的严重程度。

2. 掌握烧伤创面的现场处理。

【情境训练】

训练一　烧伤程度评估

一、训练目的

学会初步判断烧伤的严重程度。

二、训练素材

男性伤者，20岁，开水烫伤颈前、前胸腹部、双手，创面红肿，痛觉敏感，水泡形成。

三、训练方法

（1）根据创面情况描述，烧伤深度为浅 II 度，面积约 1.5%（颈前）+5%（双手）+13%（前胸、腹部）≈19.5%。

（2）根据严重程度分类：中度烧伤。

四、训练说明

对照烧伤深度、面积、程度列表，作出评估。

训练二　伤情现场处理

一、训练目的

掌握烧伤创面的现场处理方法。

二、训练素材

男性伤者，40岁，硫酸泼溅致双手、前臂烧伤，创面表皮焦化，痛觉减退。

三、训练方法

（1）迅速脱离致伤因素：脱去沾染硫酸的外衣、手套等。

（2）判断致伤因素，选择合适的创面清洗方法：硫酸为强酸性液体，可使表皮焦化，首先考虑使用弱碱性液体冲洗（碳酸氢钠溶液或肥皂水），可部分中和强酸，再用冰冻或常温清水冲洗，可最大限度地减轻强酸的腐蚀作用。

（3）用干净纱布、棉垫、毛巾等包裹创面，避免继发感染，迅速送院。

四、训练说明

针对不同的致伤因素，采用不同的清洗方法。如不能判断致伤因素，可先用清水冲洗。

任务二 中暑现场急救

【知识储备】

一、中暑概述

中暑是由于长期在高温环境中工作或生活而发生的一组急性病症。在高温（室温 >35℃）环境或烈日暴晒下劳动，且无足够的防暑降温措施，容易发生中暑。年老、体弱者在相对湿热、通风不良的环境中劳动强度相对过大，亦易发生中暑。此外，发热、甲状腺功能亢进、糖尿病、心血管病、广泛皮肤损害等基础疾病，也是导致中暑的常见诱因。

根据中暑症状轻重，可分为三级：

（1）先兆中暑：患者在高温环境中劳动一定时间后，出现头昏、头痛、口渴、多汗、全身疲乏、心悸等类似感冒的症状，体温正常或略有升高。

（2）轻度中暑：除了有先兆中暑的症状外，可出现面色潮红、大量出汗、脉搏加快等表现，体温升高至38.5℃以上。

（3）重度中暑：包括热痉挛、热衰竭和热射病三种类型。

①热痉挛：由失水、失盐、电解质紊乱引起肌肉痉挛。表现为大量出汗，然后四肢肌肉、腹壁肌肉痉挛及抽搐，甚至胃肠道平滑肌痉挛，出现阵发性腹痛。

②热衰竭：主要因全身循环容量不足，出现虚脱或短暂晕厥。主要表现为头痛、头晕、恶心，继有口渴、胸闷、面色苍白、冷汗淋漓、脉搏细速，并可出现晕厥及手、足抽搐。

③热射病：主要因高温引起体温调节中枢功能障碍，使体内热量积蓄，通常以高热（体温 >41℃，以肛温为准）、意识障碍、无汗为特征。可先出现上述两种类型的先驱症状，继而体温迅速上升，出现嗜睡、谵妄，严重者出现昏迷，表现为身体各系统机能的迅速衰竭。

二、现场判断

（1）根据在高温环境中劳动或生活时出现的体温升高、肌肉痉挛和（或）晕厥等相关中枢症状，并排除其他疾病后，即可作出判断。

（2）以上三种中暑类型的主要发病机制和常见表现虽有所不一，但可以两种或三种同时并存，不能完全区别。

三、现场处置

（1）先兆中暑和轻症患者，应迅速转移到阴凉通风处休息或静卧。口服含盐冰冻饮料或冰盐水。一般经此处置后30分钟到数小时即可恢复。

（2）热射病等严重中暑患者，经上述处理一般难以逆转病情，原则上需迅速静脉补充低温含电解质液体，同时物理降温，尽快转送医院。

常用物理降温方法：

（1）冰水浸浴法：将患者浸泡在4℃的冰水中，并按摩四肢皮肤，使皮肤血管扩张和加速血液循环，促进散热。在降温过程中必须随时观察和记录肛温，待肛温降到38.5℃时，降温即可停止，并将患者转移到室温在25℃以下的环境中继续密切观察。老年、体弱和有心血管疾病者常不能耐受冰冰浸浴，可采用其他物理降温法。

（2）冰敷法：用冰帽、冰袋放置在头部、双腋下、双侧腹股沟等皮肤血液循环丰富或大血管较表浅的位置，通过低温血液循环以达到全身降温的目的。此法安全，适用性广，但降温速度缓慢，对持续性高温患者效果不佳。

（3）酒精擦浴法：用75％医用酒精擦浴患者躯干、四肢部位，通过酒精挥发散热。颈部以上、皮肤浅薄处、黏膜不能接触酒精。此法散热效果与冰敷相当，但持续性不强，对酒精过敏者忌用。

【范例分析】

2011年8月2日上午，某幼儿园校车接送学生到校后，有一名3岁的女学生没有下车，驾驶员及随车教师未及时发现，以为车上没有人，将车门锁上。直到下午4时许放学时，驾驶员打开车门后发现该女童在车内已经不省人事，此时已经过去8个小时，驾驶员立即将女童送往医院进行抢救，抢救无效后死亡。事故发生后，公安部门依法刑拘了2名直接责任人，并展开死因调查。初步认定该幼童为长时间滞留在封闭的高温车厢内中暑死亡。

【任务要求】

掌握中暑的救治原则和常用方法。

【情境训练】

中暑的判断和现场救治

一、训练目的

（1）学会中暑的初步判断。

（2）掌握常用的救治方法。

二、训练素材

2011年8月，武汉市某女士32岁，刚生完孩子，在家坐月子。家中老人告诉她，坐月子一定要捂紧，千万不能受凉，否则会落下病根。于是，不管天气多热，该女士也从不开空调，同时还穿着长袖长裤。当时武汉气温高达36℃，她热得难受，出现大量出汗、口渴、头痛、心悸、胸闷等症状，中午突然晕倒在地。探测其体温达38℃。

三、训练方法

（1）根据该女士的症状表现，初步判断为先兆中暑。

（2）救治方法：根据现场条件进行物理降温，同时口服冰盐水或含电解质的饮料，半小时后复测体温，根据其症状缓解程度决定是否送院治疗。

四、训练说明

中暑的基本原理是机体内热能排出不畅导致在体内积蓄，引起体温调节中枢和机体内环境紊乱。迅速排出体内热能是治疗中暑的关键，首选方法是物理降温。忌用退热药，因为退热药的原理是通过出汗降温，出汗加剧会使机体脱水，进一步加重机体内环境紊乱。

任务三　冻伤现场急救

【知识储备】

一、冻伤概述

冻伤又称为冷伤，是指机体遭遇低温侵袭所引起的局部或全身性损伤，分为非冻结性冷伤和冻结性冷伤。

（1）非冻结性冷伤：是由10℃以下至冰点以上的低温，加上潮湿条件所造成的。如冻疮、战壕足、水浸足（手）等。

（2）冻结性冷伤：是由冰点以下低温所造成的。大多发生于意外事故或战争时期，人体接触冰点以下的低温或在野外遇暴风雪，掉入冰雪中或不慎被制冷剂如液氮、固体二氧化碳损伤。

二、现场判断

（1）非冻结性冷伤的判断：机体长时间暴露在湿冷环境中，暴露局部或肢体远端一般最早受影响。最初是感觉缺失，随后出现瘙痒和胀痛，局部皮肤出现水肿和水疱。病程中表皮可脱落，出血，糜烂或形成溃疡，最终形成瘢痕愈合。

（2）冻结性冷伤的判断：冻伤部位在细胞水平上有冰晶形成，且有细胞脱水及微血管闭塞等改变。

①局部冻伤部位复温冻融后，可按其损伤程度分为四级：

Ⅰ度冻伤（红斑性冻伤）：伤及表皮层。局部红肿、充血；有热、痒、刺痛的感觉。症状数日后消退、表皮脱落、水肿消退，不留瘢痕。

Ⅱ度冻伤（水疱性冻伤）：伤及真皮。局部充血明显、水肿，12～24小时内形成水疱，疱液呈淡黄色、清亮。水疱在2～3周内干燥结痂，以后脱痂愈合。可有轻度瘢痕形成。

Ⅲ度冻伤（腐蚀性冻伤）：伤及全层皮肤或皮下组织。创面由苍白变为黑褐色，感觉消失，创面周围红、肿、痛并有水疱形成。若无感染，坏死组织干燥结痂，4～6周后坏死组织脱落，形成肉芽创面，愈合慢且留有瘢痕。

Ⅳ度冻伤（血栓形成与血管闭塞）：损伤深达肌肉、骨骼，甚至肢体坏死，表面呈死灰色、无水疱；坏死组织与健康组织分界在20日左右明显，通常呈干性坏死，并发感染也可成湿性坏疽。愈合后多有功能障碍或致残。

②全身性冻伤的判断：全身受低温侵袭时，首先发生外周血管收缩和寒战反应，皮肤苍白、发绀，继而肢体僵硬、疲惫、乏力。体温由表及里，由四肢远端到躯干逐渐降低，当核心体温降到32℃以下，则心、脑、肾等脏器功能均会不同程度地受损，可出现尿少至无尿，意识障碍，呼吸抑制、心跳减弱、心律失常；降至28℃以下，如不及时抢救，可直接死亡。如能得到及时抢救，患者复温、复苏后常出现心律失常、低血压、休克，可发生肺水肿、肾衰竭等严重并发症。

三、现场处置

（1）非冻结性冷伤的初步处置：局部可用冻疮膏；皮肤已破溃者可涂抹含抗生素的软膏。冻伤肢体应尽早脱离湿冷环境，置于温暖、干燥环境中。抬高患肢、减轻水肿、避免压迫，采取改善局部和全身循环的措施及使用抗生素。局部摩擦和按摩并不能改善循环，反而会加重损伤，可继发感染。

（2）冻结性冷伤的初步处置：目的是快速复温，尽快使患者脱离寒冷环境。衣物连同肢体冻结者，不可勉强卸脱，应用温水（约40℃）使冰冻溶解后脱下或剪开。患者应置于15℃～30℃室温中，将伤肢或全身浸浴于足量的40℃～42℃温水中，保持水温恒定，使受冻部位在20分钟内、全身在30分钟内复温。复温以肢体红润、末梢循环恢复良好、皮温达到36℃为标准。神志清醒后可饮用热饮料或少量酒。若无温水，可将伤员伤肢置于救护者怀中复温。对呼吸、心跳骤停者按心肺复苏处理。

【任务要求】

掌握冻伤的现场救治原则和常用方法。

任务四　雷电击伤现场急救

【知识储备】

一、雷电击伤概述

雷电击伤是指电流、电弧、电火花等直接或击穿空气、水等介质进入人体，造成全身或局部组织损伤和功能障碍，严重者可发生心跳、呼吸骤停。

二、现场判断

（1）有电击或雷击史，严重者即刻呈昏迷状态。

（2）电击或雷击伤者，面色苍白、头昏、心悸；重者抽搐、昏迷、休克，发生心跳、呼吸骤停。

（3）局部常有一处进口和一处甚至多处出口的烧灼伤口。入口处较出口处严重，出口处无出血，但可见缺血、坏死和焦痕。可深达肌肉、血管、神经和骨骼，致残率高。

（4）电击伤者可有短期的精神异常、心率失常、肢体瘫痪、继发性出血和供血障碍。

（5）雷击伤者皮肤血管收缩，呈网状图案特征。

三、现场处置

（1）立即使伤者脱离电源：立即切断电源，或用绝缘物体使伤者脱离电源，并预防在场人员再次触电。对伤者进行脱险施救时，必须首先检查现场环境是否安全。

（2）现场心肺复苏：对呼吸、心跳骤停者，应立即进行现场心肺复苏。

（3）烧灼伤口处理：治疗同一般烧伤。

（4）现场抗休克处理：对有休克者，现场应采取抗休克处理（详见单元三的抗休克处理），并注意检查导致休克的原因，如存在活动性出血情况，应及时止血。

（5）作一般处理后迅速转送医院。

【任务要求】

掌握雷电击伤的现场救治原则和常用方法。

动物咬伤的现场急救

任务一 毒蛇咬伤现场急救

【知识储备】

一、概述

毒蛇咬伤是一种常见病。全世界共有蛇类 2500 种，其中毒蛇 650 余种。毒蛇占蛇类的百分比不高，但由于毒蛇的分布地区较广，加上人们对毒蛇的防范意识不够高，人被毒蛇咬伤甚至致死的事情时有发生。全世界每年被毒蛇咬伤的人数在 30 万以上，死亡率约为 10%。我国两广地区蛇害严重。我国蛇类有 160 余种，其中毒蛇有 50 余种，有剧毒且危害巨大的有竹叶青（见图 10－1）、大眼镜蛇（见图 10－2）、蝰蛇（见图 10－3）、金环蛇（见图 10－4）、眼镜蛇、五步蛇、银环蛇、蝮蛇、烙铁头、海蛇等。

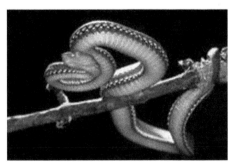

图 10－1　竹叶青

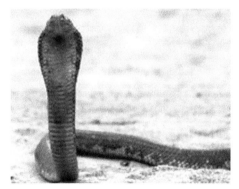

图 10－2　大眼镜蛇

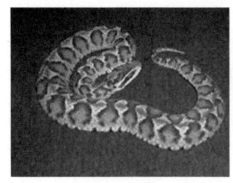

图 10 - 3 蝰蛇

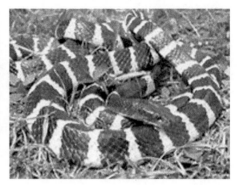

图 10 - 4 金环蛇

毒蛇指能够分泌毒液的蛇。毒蛇一般体形不大，头呈三角形状，有一对毒牙。毒蛇的毒液一般储藏在毒牙旁的腺体中，在捕捉猎物或者自卫的时候通过毒牙喷出毒液溅到攻击对象体表，或者是咬住攻击对象之后再把毒液通过毒牙注射到攻击对象的体内。当毒液进入人体血管之后，毒液会通过血液循环流遍全身，从而使局部乃至全身出现中毒症状，若不及时处理，重者甚至可能会丧命。所以掌握毒蛇咬伤后的紧急处理十分重要。

二、病因及发病机制

毒蛇常出现在夏秋季的黎明或傍晚，当人在森林、山区割草、砍柴、采野果、爬山、散步时易被毒蛇咬伤。

毒蛇的头多呈三角形，颈部较细，尾部短粗，色斑较艳，咬人时嘴张得很大，牙齿较长。毒蛇咬伤部常留两排深而粗的牙痕。无法判定是否被毒蛇咬伤时，按毒蛇咬伤的情况急救。

毒蛇的唇鄂上部有对蛇毒腺体，腺体通过管道与上腭的一对管状的毒牙相通。毒蛇咬人或动物时，毒蛇唇鄂上部的蛇毒腺体外的肌肉强烈收缩，把蛇毒喷射出去，注入被咬伤的人或动物体内。蛇毒是一种复杂的蛋白质混合物，含有多种毒性蛋白。新鲜蛇毒为黏稠液体，呈弱酸性，透明或淡蓝色。

蛇毒的主要成分有神经毒、血液毒、心脏毒、溶细胞毒及各种酶等，各种成分的多少或有无因蛇种而异。以神经毒为主的毒蛇有金环蛇、银环蛇、响尾蛇、海蛇等，其毒液主要作用于神经系统，引起肌肉麻痹和呼吸麻痹。以血液毒为主的毒蛇有五步蛇、蝰蛇、竹叶青、龟壳花蛇等，其毒液主要影响血液及循环系统，引起溶血、出血、凝血及心脏衰竭。有混合毒（兼有神经毒和血液毒）的毒蛇包括大眼镜蛇、眼镜蛇、蝮蛇等。

（1）神经毒：主要作用于神经系统，阻断神经肌肉的接头引起弛缓性麻痹，最终导致周围性呼吸衰竭，引起缺氧性脑病、肺部感染和循环衰竭。若不及时抢救会导致死亡。

神经毒的作用有两种表现，一种表现是作用于运动神经末梢的突触前和突触后部位，主要抑制运动终端上的乙酰胆碱受体，使肌肉内的神经介质——乙酰胆碱不能发挥其原有的去极化作用，从而导致横纹肌松弛，呼吸麻痹。另一种表现是抑制运动神经末梢释放介质，导致呼吸麻痹。

神经毒的主要作用是产生肌肉运动障碍，如语言困难、吞咽困难、复视。严重者牙关紧闭、呼吸麻痹等，中医将神经毒命名为"风毒"。

（2）血液毒：包括凝血毒、抗凝血毒、纤维蛋白溶解毒、出血毒及溶血毒。凝血毒直接作用于血液中的纤维蛋白原引起凝血，也可通过激活凝血因子 X 促进凝血酶生成引起凝血。出血毒素使血管通透性增加，如尖吻蝮蛇、蝰蛇等含有出血毒素，可以引起广泛性血液外渗，导致显著的全身性出血，甚至肺、肾、心、肝脏实质性出血而死亡。溶血毒素含有直接或间接溶血因子，间接溶血因子为磷脂酶 A，能使卵磷脂分解出脂肪酸而成溶血卵磷脂。直接溶血因子能直接溶解红细胞，产生严重的溶血反应。

（3）心脏毒：心脏毒毒性极强，可损害心肌细胞的结构和功能，主要作用于心脏引起心衰。高浓度心脏毒能引起离体蛙心收缩期停跳，低浓度时反能使其兴奋。此毒素对哺乳动物心脏有极强的毒性作用，会使动物心脏发生短暂兴奋后转入抑制，心搏动障碍，心室纤颤，心肌坏死，最后死于心衰。

（4）溶细胞毒：为碱性蛋白，可引起蛋白质分解、细胞溶解、组织破坏。其中的透明质酸酶可溶解细胞与纤维之间的透明质酸凝胶，血管内皮细胞发生坏死，加快毒素吸收。

另外蛇毒中含有蛋白质水解酶、磷脂酶 A、透明质酸酶、三磷腺苷酶等多种酶，使蛇毒的致病机理更为复杂。

三、各种蛇咬伤的临床表现

被毒蛇咬伤后，病人出现症状的快慢及轻重与毒蛇种类、蛇毒的剂量和性质有明显的关系。当然咬伤的部位、伤口的深浅及病人的抵抗力也有一定的影响。毒蛇在饥饿状态下主动伤人时，排毒量大，后果往往很严重。

1. 神经毒为主毒蛇咬伤后的表现

伤口局部出现麻木，甚至知觉丧失，或仅有轻微痒感。伤口红肿不明显，出血不多。约在受伤半小时后，自觉头昏、嗜睡、恶心、呕吐及乏力。重者出现吞咽困难、声嘶、失语、眼睑下垂及复视。最后可出现呼吸困难、血压下降及休克，致使机体缺氧、发绀、全身瘫痪。如抢救不及时则最后出现呼吸及循环衰竭，病人可迅速死亡。神经毒吸收快，危险性大，又因局部症状轻，常被人忽略。伤后的第 1～2 天为危险期，一旦度过此期，症状就能很快好转，治愈后不留任何后遗症。

2. 血液毒为主毒蛇咬伤后的表现

咬伤的局部迅速肿胀，并不断向近侧发展，伤口剧痛，流血不止。伤口周围的皮肤常伴有水泡或血泡，皮下淤斑，组织坏死。严重时全身广泛性出血，如结膜下瘀血、鼻出血、呕血、咯血及尿血等，导致出血性休克。病人常伴头痛、恶心、呕吐及腹泻，关节疼痛及高热。由于症状出现较早，一般救治较为及时，故死亡率低于因神经毒致伤的病人。但由于发病急，病程较持久，所以危险期也较长，治疗过晚则后果严重。治愈后常留有局部及内脏的后遗症。

3. 混合毒为主毒蛇咬伤的表现

兼有神经毒及血液毒的症状。从局部伤口看类似血液毒致伤，如局部红肿、淤斑、血泡、组织坏死及淋巴结炎等。从全身来看，又类似神经毒致伤。但此类伤员的死亡原因多以神经毒为主。

四、毒蛇咬伤后的现场急救

毒蛇咬伤后现场急救很重要，应采取各种措施，迅速排出毒液并防止毒液的吸收与扩散。到达有条件的医疗站后，应继续采取综合措施，如彻底清创、内服及外敷有效的蛇药片，并注射抗蛇毒血清及全身的支持疗法。

首先判断伤口是否为蛇咬伤牙痕。

必须明确是否是蛇咬伤，其他动物也能使人致伤，如蜈蚣咬伤、黄蜂蜇伤，但后者致伤的局部均无典型的蛇伤牙痕，且留有各自的特点：如蜈蚣咬伤后局部有横行排列的两个点状牙痕，伤口部位有强烈疼痛感。若是毒蛇咬伤往往被咬部位麻木，一般情况下，蜈蚣等致伤后，伤口较小，且无明显的全身症状。黄蜂或蝎子等毒虫蜇伤后局部为单个散在的伤痕，如黄蜂蜇伤会起小包。

其次判断是否为毒蛇还是无毒蛇咬伤。

毒蛇头部略成三角形，身上有色彩鲜明的花纹，上颌长有成对的毒牙，可与无毒蛇相区别。无毒蛇咬伤后患部可有疼痛，其牙痕常为一排或两排，牙痕小且排列整齐，如锯齿状，一般有血流出。但无麻木，不甚肿胀，更无全身表现，经 1~2 天后疼痛完全消失。毒蛇咬伤后，伤口局部常留有一对深而大的毒牙痕迹，且伤口周围明显肿胀及有疼痛或麻木感，局部有淤斑、水泡或血泡，全身症状也较明显（如图 10 - 5 所示）。

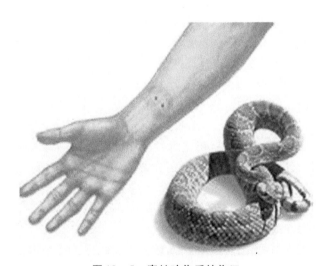

图 10 - 5　毒蛇咬伤后的伤口

最后判断是哪种毒蛇咬伤。

准确判断何种毒蛇致伤比较困难，从局部伤口的特点，可初步将神经毒的蛇伤和血液毒的蛇伤区别开来。再根据特有的临床表现和参考牙距及牙痕形态，可进一步判断毒蛇的种类。如眼镜蛇咬伤病人的瞳孔常常缩小，蝰蛇咬伤后半小时内可出现血尿，蝮蛇咬伤后可出现复视。

确定是毒蛇咬伤后须采取以下措施：

（1）立即就地取材，用衣服、毛巾、腰带、藤条、草绳等绑扎被蛇咬伤部位的近心端。

绑扎法是一种简便而有效的方法，也是现场容易办到的一种自救和互救的方法。目的在于阻止蛇毒的吸收和扩散。咬伤后最先采取的急救措施是应立即就地取材，用布条类、手巾或绷带、藤条等物，在伤肢近侧15厘米处或在伤指（趾）根部予以绑扎，以减少静脉及淋巴液的回流，从而达到暂时阻止蛇毒吸收的目的。绑扎松紧以阻止静脉血回流但不影响动脉血流为原则。如伤在手指可缚扎手指根部；伤在手掌可绑扎于肘关节下部；伤在足踝部则于膝关节上部或下部绑扎，同时将患肢下垂，不要剧烈奔跑，以免加速血流和毒素的吸收。绑扎时间可持续8～10小时，但每隔30分钟放松5分钟，一般在伤口排毒和服药后2小时才能解除绑扎。咬伤超过12小时后不需再绑扎。

（2）立即排毒，采取以下措施：

①吮吸排毒法。如果身边有薄薄的干净塑料袋可将塑料袋覆盖在伤口上，再用口吮吮将伤口毒血吸出。同时吮吸者立即将吸出的毒液吐出并用清水反复漱口2～3次，塑料袋可以避免蛇毒通过吮吸者的口腔黏膜吸收，而引起进一步中毒。口腔黏膜有破损时最好不用口吸。

②冲洗排毒法。在野外被蛇咬伤后立即用清水、茶水甚至尿液反复冲洗，有条件可用肥皂水或双氧水或5%～10%的盐水等反复冲洗伤口，发现有毒牙残存要及时拔除。

③扩创排毒法。常规消毒受伤皮肤，用火烧烤过随身携带的小刀，沿牙痕作纵横切口，长约1.5cm，深达皮下，作"＋"或"＋＋"切口，如有毒牙遗留应取出，并用手由近心端向伤口附近反复挤压，以排出毒血。再次应用吮吸排毒法口吮伤口，有条件的话同时以1∶5000高锰酸钾溶液及双氧水反复冲洗，使蛇毒排出，减少播散，减轻中毒症状。被血液毒毒蛇咬伤后，若伤口流血不止，且全身有出血现象者，则不应扩创。

（3）伤肢制动。最好是将伤肢放于低位，不能奔跑，以减少毒素的吸收，最好背、抬伤者送往医院，同时尽量使病人保持安静。

（4）中药外敷法。

经现场急救处理后，可就地采集新鲜的半边莲、马齿苋、七叶一枝花、蒲公英捣烂外敷于患处，我们在野外可根据图10-6至图10-9的图片选择当地有的中药材以快速解毒。

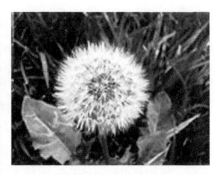

图 10 - 7　蒲公英

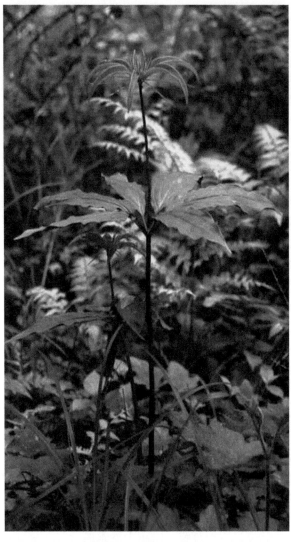

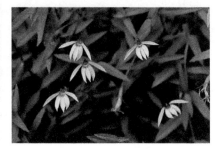

图 10 - 8　半边莲

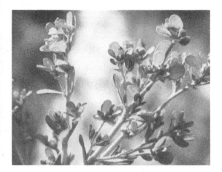

图 10 - 6　七叶一枝花

图 10 - 9　马齿苋

（5）有条件的及时送到专科医院开展以下疗法：

①注射抗蛇毒血清治疗。抗蛇毒血清又名蛇毒抗毒素，有单价和多价两种，抗蛇毒血清特异性较高，疗效确切，越早应用，效果越好。使用剂量的多少，根据病情来决定，一般应大于中和排毒量所需的剂量。如使用抗蝮蛇毒血清，一般注射 10 毫升，视病情可以酌情增加，儿童用量与成人相等。使用抗蛇毒血清之前应先做皮肤过敏试验，阴性者可注射。阳性者可用脱敏注射疗法。

②注射胰蛋白酶治疗。胰蛋白酶能直接破坏蛇毒，从而减轻或抑制病人的中毒症状，对多种毒蛇咬伤有效。其方法是胰蛋白酶 2000 单位加 0.5% 普鲁卡因 5～20ml，在牙痕中心及周围注射深达肌肉层进行封闭。根据病情，每隔 12～24 小时重复注射 1 次。

③利尿处理。可用速尿或甘露醇促使体内毒素排泄。

④激素应用。糖皮质激素有抗炎、抗过敏、抗休克和免疫拟制作用，有助于减轻伤口局部和全身的反应及中毒症状。可应用地塞米松 20mg 加入 10% 葡萄糖溶液 500ml 中静脉滴注，根据病情，每日 1~2 次，连续用 3~5 天。

⑤蛇伤成药。临床上用得最广的是南通蛇药片（又称季德胜蛇药片），伤后应立即服 20 片，以后每隔 6 小时服 10 片，持续到中毒症状明显减轻为止。同时将药片加温开水调成糊状，涂在伤口的周围及肢体肿胀处的上端 3~4 厘米处。广州蛇药片（何晓生蛇药片）疗效也较好，伤后立即服 5 片，以后每 3 小时服 5 片，重症者药量加倍。

⑥全身支持疗法及应用抗生素、破伤风。重症者要注意防治心衰、脑水肿和呼吸衰竭，同时病人常伴有不同程度的水电解质紊乱和休克，严重者会出现呼吸衰竭、心力衰竭、急性肾衰竭、溶血性贫血。因而要及时输血补液，抗休克，必要时给以呼吸兴奋剂和吸氧，并使用呼吸机。应用肾上腺皮质激素及抗组织胺类药物、抗感染药物，注射破伤风抗毒素，同时补充足够的营养、维生素，维持水电解质平衡。

五、蛇咬伤的预防

首先，要在蛇伤高发区建立健全的蛇伤医疗防治网点，从组织及人力上予以落实。

其次，要消灭毒蛇的隐蔽场所，发动群众搞好住宅周围的环境卫生，彻底铲除杂草，清理乱石，堵塞蛇藏身的洞穴。

再次，要宣传预防蛇伤的基本知识。教育人们在进入野外的草丛前，应先用棍棒驱赶毒蛇，在深山丛林中作业与执勤时，要随时注意观察周围情况，及时排除隐患，应穿好长袖上衣、长裤及鞋袜，必要时戴好草帽。遇到毒蛇时不要惊慌失措，应站在原处，面向毒蛇或采用左、右拐弯的走动方式来躲避追赶的毒蛇，并寻找机会拾起树枝自卫。

最后，对于进入蛇的栖息地有可能遭受蛇咬伤的人员，提前在四肢涂擦防蛇药液及口服蛇药片，起到预防蛇伤的作用。

【范例分析】

浙江的周大伯，62 岁，2012 年 7 月 30 日上午 9 点左右，周大伯上山割草干活，突然草丛中窜出一条 1 米多长、两个手指头粗的大蛇，周大伯凭借几十年在山上生活的经验一眼认出是条有毒的五步蛇，快速躲闪，但他左手还是被蛇追到咬了一口，像被针刺了一下，一阵剧痛。手上留有一对深而大的咬伤牙印，伤口周围明显肿胀及疼痛，并有麻木感，两个牙印开始滴血了。这条蛇咬人之后快速钻进草丛中。山区蛇多，周大伯熟悉蛇伤的处理，不敢再走动，连忙拿自己的皮带扎紧左前臂，同时打电话回家，叫家人找把刀送过来，越快越好！幸亏周大伯家离得不远，家人没找到刀便拿着把剪刀送来，大伯本想用剪刀划开伤口，对准左手伤口狠狠划了几下，结果不好用，只好剪了一刀，剪掉了一块肉，足有指甲盖那么大。虽然自残很痛，但痛一时可以保命，鲜血开始不停地往外流，家人抬着周老伯到有水的地方把伤口放进水里不停地冲，还不停挤压，一直冲洗了足有 20 多分钟。经过简单包扎处理好伤口后，周大伯紧急赶往市中医院，这时已经是当天中午 12 点多了。

杭州市中医院急诊科的医生检查后发现周大伯生命体征平稳。医生注射了相应的蛇毒血清、破伤风针和抗生素。留院观察了一天就让他出院了。

急诊科的医生惊叹他被五步蛇咬伤后竟无任何中毒症状，其实，应庆幸周大伯有经验，现场处理及时，否则后果不堪设想。

【任务要求】

1. 通过本项知识储备，正确分辨毒蛇与无毒蛇咬伤的伤口。

2. 通过本项知识储备，学会毒蛇咬伤的现场应急处理。

3. 通过本项知识储备，能分辨常见的几种毒蛇。

【情境训练】

训练一　蛇咬伤后分辨是否是毒蛇咬伤

一、训练目的

（1）正确分辨蛇有毒无毒。

（2）根据蛇咬的伤口正确分辨蛇有毒还是无毒。

二、训练素材

假设你与同学们一起去帽峰山登山，在山野中行进，最前面的同学小赵突然大叫一声，捂着脚踝坐在地上，你应声看见一条花蛇迅速钻进了草丛中逃跑了。查看伤口发现：在小赵同学的左踝背侧有两个牙印，周围皮肤立刻红肿，并有两滴血从牙印中冒了出来。小赵感到伤口麻木伴疼痛，几分钟后小赵开始感到心慌。

三、训练方法

（1）根据蛇的外形判断：毒蛇头部略成三角形，颈部较细，尾部短粗，蛇身上有色彩鲜明的花纹，咬人时嘴张得很大，上颌长有成对的较长的牙齿。毒蛇咬伤部常留两个深而粗的牙痕，此特征可与无毒蛇相区别。

（2）如果在你没看清蛇样子的情况下可根据蛇咬伤的伤口来判断：无毒蛇咬伤后患部可有疼痛，其牙痕常为一排或两排，牙痕小且排列整齐，如锯齿状。伤口一般有血流出，但无麻木和肿胀，一般无全身症状。毒蛇咬伤后，伤口局部常留有一对深而大的毒牙痕迹。且伤口周围明显肿胀及有疼痛或麻木感，局部甚至出现淤斑、水泡或血泡，全身症状也较明显。

由此判断小赵是被毒蛇咬伤。

四、训练说明

（1）毒蛇咬伤后，蛇毒在3~5分钟内就迅速进入体内，在人体内迅速播散，应尽早采取有效措施，防止毒液的吸收，否则短期内可危及生命。所以我们警务人员首先不要慌张，要冷静，迅速正确地判断蛇有无毒。

（2）判断不清时，就当有毒蛇处理，宁可信其有不可信其无。

训练二　毒蛇咬伤现场的急救措施

一、训练目的

（1）模拟毒蛇咬伤训练，掌握利用身边的物品对伤口近心端进行结扎的方法。

（2）掌握毒蛇咬伤后的现场处理方法和步骤。

二、训练素材

同样以上述素材为例，经过我们判断是毒蛇咬伤，此时小赵的伤口明显肿胀，小赵已感咽喉不适、呼吸困难。在此危急时刻，在现场的我们要迅速作何有效的处置呢？

三、训练方法

被毒蛇咬伤后我们要迅速采取以下措施：第1步，立即就地取材利用各式各样的绳索扎紧伤者左侧小腿。第2步，立即运用身边的薄塑料袋覆盖在伤者伤口上，再用口大力吸吮将伤口毒血吸出，至少吸三次。第3步，用随身携带的饮用水对伤口进行冲洗。第4步，用火烧随身携带的小刀后，沿牙痕作"＋"或"＋＋"的纵横切口，长约1.5cm，深达皮下可有血出，如有毒牙遗留应取出，并用手由近心端向伤口附近反复挤压排出毒血。然后再次重复第2步。第4步，拨打120、110求助，背伤者下山走到大路口与救援人员会合。在行进中注意随手就地采集新鲜的半边莲、马齿苋、七叶一枝花、蒲公英等中草药，可捣烂外敷于伤者的伤口上。

四、训练说明

（1）蛇咬伤后伤者千万不要乱动，因为那样会促使蛇毒在体内扩散。

（2）扎紧的患肢，一定要记得半小时左右解开绳索放松5分钟，使中断的肢体循环短暂恢复，防止肢体坏死。

（3）绑扎部位要在伤口的近心端，也就是在受伤部位靠躯干处扎紧。一定不能扎反方向。另外绑扎部位离伤口既不能太远也不能太近，15厘米左右较合适。

（4）注意自我保护，一旦施救者口腔感到麻木不适，说明施救者口腔已接触到蛇毒，应立刻多次漱口，并换其他人施救。

（5）如果毒蛇被打死，记住携带蛇尸体以便找到相应的血清进行进一步的治疗。

任务二　犬类咬伤现场急救

【知识储备】

一、概述

犬就是狗，由人类驯化灰狼而来，是人类最早驯化的动物，通常被称为"人类最忠实的朋友"，狗被人类圈养的目的就在于用它"吠"的方式守卫人类家园。

狗起源于狼，大约1.5万年前，东亚人首先开始驯化野生狼，并在漫长的岁月里逐渐把狼驯化成狗。狗一直是人类的朋友，帮助人们看家护院、放养牲畜，狗的听觉、嗅觉敏锐，善于看守门户，可训成搜救犬、军犬、警犬等工作用犬。狗与人类相互栖息，共同生活，犬类忠于主人，对外人有敌意并表现出攻击性，难免会发生人被狗咬伤的现象。

狗和猫或其他肉食性哺乳动物一样，牙齿尖利、参差不齐，适合撕咬、切割食物。这些肉食动物的口腔内、牙齿表面残存有食物残渣，加之口腔温暖湿润，是细菌生长的温床。但是这些肉食动物的口腔内也不停地分泌含有溶菌酶的唾液。生长的细菌与含有溶菌酶的唾液形成一个动态的生理平衡。狗等肉食性哺乳动物咬人后，其尖锐的牙齿刺入人体给软组织造成严重的挫裂伤，牙齿上携带的大量细菌、病毒也随之进入人体。此时的细菌、病毒没有了原有唾液的抑制，很快开始迅速繁殖，造成人体软组织感染。

咬人的狗如果携带狂犬病病毒，人就有可能感染狂犬病。狂犬病又名恐水症，是由狂犬病毒所致的自然疫源性人畜共患急性传染病，流行性广，病死率极高，几乎为100%，对人民生命健康造成了严重威胁。狂犬病表现为特有的恐水、恐声、怕风、恐惧不安、咽肌痉挛、进行性瘫痪等，最后死亡。

二、狂犬病发病机制

狂犬病病毒自皮肤或黏膜破损处入侵人体后，对神经组织有强大的亲和力，狂犬病的致病过程可分为三个阶段。

（1）局部组织内繁殖期。病毒自咬伤部位侵入后，于伤口附近肌细胞内小量增殖，再侵入近处的末梢神经。

（2）侵入中枢神经期。病毒沿周围神经向中枢神经作向心性扩散，其速度约每小时3mm。到达脊髓的背根神经节后，病毒即在其内大量繁殖，然后侵入脊髓，很快到达脑部，主要侵犯脑干和小脑等处的神经元。

（3）各器官扩散期。病毒自中枢神经系统向周围神经离心性扩散，侵入各组织与器官，尤以涎腺、舌部味蕾、嗅神经上皮等处病毒最多。由于迷走神经核、吞咽神经核及舌下神经核的受损，可发生呼吸肌群和吞咽肌群痉挛，临床上患者出现恐水、呼吸困难、吞咽困难等症状；交感神经受刺激，使唾液分泌和出汗增多，迷走神经节、交感神经节和心脏神经节受损，可引起患者心血管系统功能紊乱，甚至突然死亡。

三、狂犬病的病理生理及临床表现

狂犬病病毒沿神经扩散而不是沿血管中的血液扩散。狂犬病病毒进入人体后首先侵犯肌细胞，在肌细胞中度过潜伏期，后通过肌细胞进入神经细胞，然后进入脊髓，进而入脑，最后感染脑内海马区、小脑、脑干乃至整个中枢神经系统，病毒大量复制，沿神经下行到达唾液腺、角膜、鼻黏膜、肺、皮肤等部位的神经末梢。显微镜下病人脑实质有神经细胞变性与炎性细胞浸润。具有特征性的病变是神经细胞中有嗜酸性包涵体，称为内基氏小体。其为狂犬病病毒的菌落，呈圆形或椭圆形，染色后呈樱桃红色，直径为3~10nm，边缘整齐，内有1~2个状似细胞核的小点。内基小体是狂犬病病理诊断的标准。

患狂犬病病人的死亡率为100%，其临床表现可分为四期。

（1）潜伏期。潜伏期长短不一，最短3天，最长19年，一般平均为20~90天。病人被感染狂犬病病毒的动物咬伤后，潜伏期无任何症状。

（2）前驱期。本期持续2~4天。病人多有低热、头痛倦怠、全身不适、恶心、烦躁失眠、恐惧不安等症状，病人对声音、光线或风之类的刺激变得异常敏感，稍受刺激立即感觉咽喉部发紧。在愈合的伤口及其神经支配区有痒、痛、麻及蚁走等感觉异常的症状。

（3）而后紧接的1~3天是兴奋期。兴奋期会表现极度的恐怖表情、恐水、怕风。体温升高、恐水为本病的特征。典型病人虽然口渴却不敢喝水、见水、闻水声，或仅提及饮水时也可以引起咽喉部肌群的严重痉挛。伴声音嘶哑，言语不清。呼吸肌痉挛可出现呼吸困难导致缺氧，人体皮肤黏膜呈紫绀状。同时交感神经功能亢进，可表现为大量流涎，大汗淋漓，心率加快，血压升高。但病人神志多清楚，也有少数病人出现精神失常及幻觉。

（4）麻痹期，也称昏迷期。病人深度昏迷，早期的恐水、怕风等各种症状消失，病人多因咽喉痉挛而窒息死亡。

人体对狂犬病病毒普遍易感，有15%～30%的被病犬咬伤者发病，咬伤后是否发病与下列因素相关：

①咬伤部位，头面、颈部、上肢发病率高；

②咬伤严重性，伤口深、多处咬伤发病率高；

③咬伤后迅速彻底清洗者、局部伤口处理好者发病率低；

④及时全程、足量接种疫苗者发病率低；

⑤免疫缺陷者发病率高。

四、狗咬伤的现场急救处理

狂犬病死亡率几乎100%，对人类生命构成极大的威胁。如果咬伤人的狗不带有狂犬病病毒，即使伤口没有处理也不会得狂犬病。但一些貌似健康的狗的唾液中可能会带有病毒，有数据显示健康狗带毒率可达22.4%，也能传播狂犬病。所以一旦被狗或猫等宠物咬伤或抓伤，应该立即清洗伤口，并积极有效地处理伤口和接种疫苗。

1. 清洗伤口

（1）被狗咬伤后，若被咬伤部位是四肢，可在伤口的近心端扎上止血带，挤出伤口处血液，促进含病毒的血液流出。

（2）立即冲洗被咬的伤口，冲洗的方法是：伤口较小，较表浅，无大的血管破裂造成活动性出血时，可自行先用自来水和肥皂水直接冲洗伤口，至少冲洗30分钟，这样尽可能把进入伤口的病毒冲洗掉。

（3）伤口深者，应选用不带针头的大注射器对着伤口深部反复吸入清水和肥皂水或使水龙头形成高压对着伤口深部彻底冲洗伤口深部至少半小时。

（4）冲洗之后要用干净的纱布把伤口盖上。再用碘酒、酒精给伤口周边皮肤消毒，防止感染。注意不能消毒伤口内部组织，以防组织因接触碘酒、酒精而变性。

（5）经过上述处理后，再前往医院作进一步处理。

注意对于严重的狗咬伤，伤口大量出血甚至失血性休克者应立即包扎止血。打120急救或自行前往医院抢救生命。原则上狗咬伤的伤口要敞开不能缝合，以便毒物流出、充分引流，防止伤口感染化脓。同时注射疫苗、抗感染、止血、对症治疗。

2. 要尽早、全程、足量接种疫苗

在处理好伤口后，必须在24小时内及时注射狂犬病疫苗。被病狗咬伤后，即使是很小的伤口，也有感染狂犬病的可能，必须及时全程、足量接种疫苗以预防狂犬病和降低发病率。小儿若与狂犬有密切接触，即使无明显咬伤或抓伤，都应注射狂犬疫苗。

3. 及时注射破伤风抗毒素

凡恒温动物，包括人的牙齿上有各种细菌和病毒生存，狗咬伤的伤口深而且形状复杂，恰好适于细菌繁殖，这也是发生破伤风的原因。

五、狗咬伤及狂犬病的预防方法

1. 及时发现处理病狗

健康狗与病狗的区别如下：

（1）健康的狗应该是活泼、好动的，对新鲜的事物既要表现出好奇，同时也有恐惧的感觉。病狗往往精神萎靡、狂躁乱吠、乱咬人。

（2）我们可以通过检测狗的听力敏感性来鉴别健康狗和病狗。具体方法是：在狗的侧面或者头的后面发出声音，健康的狗会主动随着声音的方向去看。病狗则无反应，因为病狗耳朵里面往往存在有异味或者黏稠状的附着物，甚至红肿、出血。

（3）健康的狗嘴里除了唾液外不会有其他分泌物，病狗的嘴里往往有大量的沫状的分泌物并往外流。健康狗的牙龈应该是粉红色的，病狗牙龈为灰白色。

（4）健康狗的眼睛应该是清澈干净的。病狗眼睛往往充血、眼球有白膜、眼角有大量的分泌物，眼角肉体突出。

（5）健康狗的毛发整齐并有光泽，用手分开狗毛，皮肤的颜色为淡粉色，说明皮肤健康。病狗的毛发脏乱、打结，皮肤呈块状的红色，毛发往往粘有很多黑色的跳蚤。

（6）健康狗的脚垫比较柔软、细嫩。病狗脚垫干裂、坚硬。

一旦发现病狗，应及时送宠物医院或通知相关部门进行捕杀处理。

2. 接种疫苗

疫苗接种是根据暴露的具体情况，由当地防疫站决定是采用普通狂犬疫苗，还是血清联合疫苗或高效价免疫球蛋白联合狂犬疫苗来预防。

狂犬疫苗全程需肌内注射 3~5 针，分别在 0、3、7、10 和 30 天各肌内注射 1 针。严重咬伤者疫苗可加用全程 10 针（当日至第 6 天每日 1 针，然后于 10、14、30、90 天各注 1 针）。对于免疫反应低下的病人或暴露时间已超过 48 小时者，首次免疫剂量应加倍。

对于创伤深广、严重或伤口在头、面、颈、手等处的病人，同时咬人动物确有患狂犬病的可能性，则应立即注射高效价免疫球蛋白联合狂犬疫苗。

3. 接种注意事项

（1）预防接种无禁忌症。狂犬疫苗不会影响人类生殖细胞的染色体，也不会对胚胎或胎儿的智力发育和身体发育造成影响。由于狂犬病是致死性疾病，所以权衡利弊不存在禁忌症，凡被狗咬伤者都应立即接种疫苗。在发生狂犬病危险性较小的情况下，如果正在感冒而有发热者，可等体温下降后立即接种。有过敏病史的人，在接种狂犬疫苗时予以肾上腺素等药物备用。

（2）对暴露前或暴露后接受过有效疫苗全程接种者，疫苗的保护期通常为半年。如果半年内再被狗咬伤，可立即用肥皂水清洗伤口，同时密切观察咬人的狗在 10 日内是否发病。一旦咬人的狗发病，立即给被咬的人注射人用狂犬疫苗，必要时应用狂犬病免疫球蛋白。

（3）疫苗只能保护一次，接种超过半年通常需全程注射。

【范例分析】

2012 年 10 月 17 日 11 点多，高淳县阳江镇派出所接到报警：新桥村地段一条 50 多斤重的大黄狗，连续咬伤多名村民。

144

民警赶到后，报警的村民陈某说，那条黄狗身长近一米，高六七十厘米。当时这条狗是从官溪河红庙水闸方向跑过来的。最先被咬伤的是一名40多岁的妇女。那名中年妇女在路边走得好好的，这只黄狗突然冲到她面前，跳起来对着她的胸部就咬了一口，没等她反应过来，这只狗便跑了。随后，不断有村民被咬伤，不是腿部受伤，就是脸部、胳膊受伤。伤势较重的是一位40多岁姓陈的货车司机，他到新桥卸货，刚下车，那条黄狗就猛扑过来，对着他的脸就咬，顿时血流如注。56岁的徐师傅买菜回家，刚走到村口，那条疯狗就扑了过来，他的脸上、胳膊上被咬了五六处伤。就这样在短短一个多小时的时间内前后有20多名村民被狗咬伤。

村民纷纷拿着木棍上街，和民警一起围堵疯狗。村民们与民警一道展开人狗大战，但那条疯狗左冲右突，来去灵活，很难抓住。在围捕过程中，一名民警也被那条疯狗咬伤了。为了避免再有人受伤，几位民警上了警车，等疯狗快跑过来时，发动了警车，向着疯狗猛地撞上去，最终民警开着警车将这条疯狗撞死了。

处置完疯狗，民警立刻展开对伤者的救援，教育指导众多伤者立刻用肥皂水清洗伤口，对着水龙头至少冲洗20分钟。并将几名重伤者送往医院。

医生对伤者进行了紧急处理，并注射了防治狂犬病的药物。医生说，估计这条狗没有打疫苗发疯了，所以才会这么疯狂地咬人。所有伤者都已经得到妥善处理，没有生命危险。（消息来源《现代快报》）

【任务要求】

1. 通过本项知识储备，掌握狗咬伤的现场处置；

2. 了解狂犬病的发病特点；

3. 了解健康狗与病狗的区别。

【情境训练】

犬咬伤后如何现场应急处理

一、训练目的

学会犬咬伤后在现场用什么冲洗、如何冲洗伤口。

二、训练素材

2011年4月12日，广州石井红星村一女村民梁某路过某厂门口，突然厂里看门的一条狼狗跑了出来，这条大狼狗将近1米高，吓得梁某撒腿就跑，谁知那只狼狗向她追了过去，朝其小腿狠狠咬了一口，幸亏厂里的保安追了出来及时制止并约束了狼狗。梁某受伤后坐在地上，伤口有血不断流出。梁某报警，你作为出警警察应如何处置现场并对梁某实施救助？

三、训练方法

（1）来到现场立即对梁某实施现场急救。

①用现场可找到的绳索物在梁某伤口的近心端15厘米、近膝关节腘窝处绑扎止血，挤出伤口处血液，促进含病毒的血液流出。注意是由肢体近端向远端挤。

②立即将梁某抬到水龙头处冲洗被咬的伤口，冲洗的方法是：先用肥皂水冲洗，再用自来水冲洗伤口，至少冲洗30分钟，这样尽可能把进入伤口的病毒冲洗掉。

③发现梁某伤口深的话，可用手堵住一半的水龙头使之形成高压，使水柱对着伤口，彻底冲洗伤口深部至少半小时。

④经过上述步骤后，要记得放开止血带，放一下血，使中断的肢体循环短暂恢复，

5 分钟后，有条件者再用碘酒、酒精消毒伤口周围，包扎后送医院进一步处理。

（2）根据梁某伤情找到狗主人促使双方协商达成赔偿方案。

四、训练说明

（1）如果伤口表浅，无明显出血，仅仅是抓痕，可以不用绑扎止血。

（2）无论伤口深浅都必须用肥皂水、清水反复冲洗半小时。

（3）无论伤口深浅都必须送医院接种狂犬疫苗。

（4）除了狗咬伤，其他哺乳动物如猫、老鼠咬伤也要记得注射狂犬疫苗。

任务三　蜂类蜇伤现场急救

【知识储备】

一、概述

在鲜花盛开的春夏季节人们喜欢结伴郊游踏青，享受大自然的恩赐。喜欢鲜花的不只有人类，蜂类同样喜欢鲜花。它们飞行于鲜花之中采集花蜜。千万不可招惹飞来飞去忙碌着的蜜蜂，更不要追捕在飞行时的蜂，以防激怒它而被蜇。因为蜜蜂、黄蜂（俗称"马蜂"或"胡蜂"）等尾部都有与毒腺相连的螫刺，一旦被它叮蜇，毒腺中的毒素通过毒刺注入皮肤，会引起局部或全身反应，即通常所说的蜂蜇伤。其中黄蜂毒汁的毒性较蜜蜂强。常见的蜂类有胡蜂和蜜蜂（见图 10-10、图 10-11）。

胡蜂俗名黄蜂、马蜂。世界上已知的马蜂有 5000 多种，中国记载的有 200 余种，在中国分布甚广，体壁坚固厚实，细腰是其特点，光滑少毛，静止时一对前翅纵折，具有强螫针的蜂类。成虫以采花粉、花蜜为食，可捕捉小昆虫，为捕食性蜂类。马蜂所建立的蜂巢为纸质，而非蜂蜡。这一点与蜜蜂有所不同。马蜂的口器为咀嚼式，触角具 12 或 13 节。通常有翅，胸腹之间以纤细的"腰"相连。其雌体具有可怕的螫刺。

我国大部分区域位于北半球温带地区，适合马蜂生长，马蜂体型大，富攻击性，并具可怕的螫刺。一些马蜂腹部有黄黑相间的条纹。也有些马蜂被称为"大黄蜂"，体色多为黑色，面、胸及腹部尖端有浅黄色斑点。

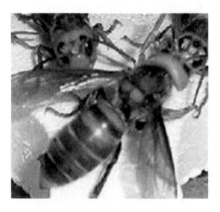
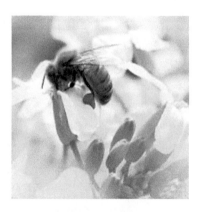

图 10-10　马蜂　　　　　　　　　图 10-11　蜜蜂

马蜂毒液的主要成分为组胺、五羟色胺、缓激肽、透明质酸酶等，毒液呈碱性，易被酸性溶液中和。毒液有导致溶血、出血和神经毒作用，能损害心肌、肾小管和肾小球，尤易损害肾脏的近曲小管，也可引起过敏反应。

蜜蜂是一种会飞行的群居昆虫，属膜翅目、蜜蜂科。体长 8~20 毫米，黄褐色或黑褐色，特点是生有密毛；头与胸几乎同样宽；触角膝状，复眼椭圆形，口器嚼吸式，后足为携粉足；两对膜质翅，前翅大，后翅小；腹部近椭圆形，体毛较胸部少，其腹末尾有螫针。

二、蜂螫伤的症状与体征

人被马蜂螫伤后的中毒表现为：受螫的皮肤立刻红肿、疼痛，甚至出现淤点和皮肤坏死；眼睛被螫时疼痛剧烈、流泪、红肿，可以发生角膜溃疡。全身症状有头晕、头痛、呕吐、腹痛、腹泻、烦躁不安、血压升高等，以上症状一般在数小时至数天内消失；严重者可有嗜睡、全身水肿、少尿、昏迷、溶血、心肌炎、肝炎、急性肾功能衰竭和休克。部分对蜂毒过敏者可表现为荨麻疹、过敏性休克等。

被蜜蜂螫伤症状较马蜂轻，皮肤被刺伤后即有灼痒和刺痛感，不久局部红肿，发生风团或水疱，中央被螫伤处有一淤点。如多处被螫伤，可产生大面积显著的水肿，有剧痛。如眼周围被螫伤，会使眼睑高度水肿。口唇被螫，口腔可出现明显的肿胀或伴发全身性风团。

严重者往往有过敏反应，除有局部症状外还出现不同程度的全身症状，如畏寒、发热、头晕、头痛、恶心、呕吐、心悸、烦躁或出现抽搐、肺水肿、虚脱、昏迷或休克，常于数小时内死亡或经数日后死去。因此，遇有蜂螫伤出现全身症状者要及早进行治疗。防止发生血红蛋白尿引起肾衰竭。防止发生过敏性休克死亡。

三、蜂螫伤的诊断

（1）根据有蜂螫史，局部疼痛并有明显的肿胀症状，一般不难诊断。但要与其他虫咬相鉴别。

（2）被马蜂、蜜蜂螫伤后，一般只在螫伤的部位出现红肿、疼痛，数小时后可自行消退。如果被成群的蜂螫伤后，可出现头晕、恶心、呕吐，严重时可出现过敏性休克、昏迷甚至死亡。

四、蜂螫伤的现场处理

根据受伤人的自诉，以及现场残留的蜂类的特点，初步判断是马蜂螫伤还是蜜蜂螫伤。因为每种蜂螫伤初步处理的方法有所不同。

（1）拔刺：蜂类螫人以后，会把尾部的刺留在人的皮肤内，尤其是蜜蜂毒刺上因有倒刺，螫人后毒刺常留在皮肤内。蜜蜂螫人后毒刺易折断在皮内，其他蜂螫人后一般不折断毒刺。被蜂螫伤后首先要检查患处有无毒刺折断留在皮内，急救时必须先小心地除去这些刺。正确的处置方法为：用镊子轻压蜂刺附近部位，把皮肤稍微压下，使刺露出较长部分，用镊子将它夹出来。野外如果找不到镊子，也可以用指甲或指甲剪小心将刺取出。取下刺之后，应先挤出毒血，现场用口吸出毒液，之后立刻漱口。有条件的可以用吸奶器或拔火罐将毒汁吸出。

（2）冲洗：经上述步骤后再冲洗伤口，这样可中和毒性，减轻疼痛。清洗时，不要因痛痒而去抓伤口，否则指甲内的细菌会趁机侵入，引发炎症。不同的蜂蜇伤要用不同的冲洗方法。

①被马蜂蜇后的冲洗方法：马蜂的毒液为碱性，因此可在蜇伤部位用食醋等酸性液体涂抹，以中和毒液。如果身边没有酸性液体，也可用柠檬、橙子、橘子等酸性水果的汁液涂抹冲洗，以中和毒液。

②被蜜蜂蜇后的冲洗方法：蜜蜂的毒液为酸性，被蜜蜂蜇后，可迅速在伤处外敷弱碱液中和毒素。伤口可用苏打水、氨水、肥皂水及碱水等冲洗。

（3）中药外敷：无论被何种蜂蜇伤，都可以先在野外用中药马齿苋、夏枯草、野菊花中的任何一种捣烂敷于患处。或用季德胜蛇药片开水化开调成稀糊状涂于皮损处，可以起到消炎止痛的作用。

（4）冷敷：被蜂蜇之后，可用清洁的手帕包着冰块冰敷，或用毛巾冷敷，减少毒物吸收。如果被蜇者觉得口渴，可以喝清凉的饮料或开水，但绝不能食用含酒精的食物或饮品，否则血液循环一加速，毒性扩散得更快，危险性也会更高，有时还会引起心源性休克，导致死亡。

（5）被蜇者被蜂群严重蜇伤或被蜇者对蜂毒过敏，出现全身过敏反应或明显的皮肤红肿、水疱时，一定要分秒必争，有条件的可口服抗组胺药及皮质固醇激素，也可服用季德胜蛇药片。重者可出现心悸、呼吸困难等全身症状，发生严重过敏性休克，出现心跳骤停，应立即进行心肺复苏，尽快将患者送往医院抢救。

五、蜂蜇伤的预防

（1）在野外游玩时最好不要使用香水、啫喱水等香味浓郁的化妆品。

（2）外出时最好穿灰色、棕色等暗色调的衣服，因为鲜艳的服装和饰物容易吸引毒蜂。

（3）携带的甜食和含糖饮料要密封好，因为类似于花香的甜味特别吸引蜂类。

（4）不招惹、捕捉蜂类，远离蜂巢、蜂群。如果有人不小心引发蜂群攻击，千万不要四处乱跑，应就地蹲下，用随身携带的衣物遮挡头脸和身体其他裸露部位，耐心静候，等候蜂群攻击平息后，再慢慢离开；千万不要试图反击，否则只会招来更多的攻击。

（5）养蜂人在取蜜时或去野外林区工作时要穿长袖衣衫，戴面罩及手套、披肩，以免被蜂蜇伤。

（6）我们平时遇见蜂在飞行时不要追捕，以防将其激怒而被蜇。

（7）教育儿童不要戏弄蜂，发现马蜂巢要彻底捣毁，以消灭马蜂及幼虫。在捣毁蜂巢时要加强个人防护。

【范例分析】

2011年7月一天下午，风和日丽，广东省惠州监狱集训监区组织罪犯到监区门口一片废弃的荒地上除草时，犯人林某不慎碰及小灌木丛中的一个饼形的蜂窝，顿时一群"马蜂"倾巢而出，追着犯人林某将其蜇伤，导致其面部及颈部几十个红肿的风团，蜇伤处肿胀，伤口出现剧痛、瘙痒、有灼热感、红肿等中毒症状。监区干警黄志超见状凭借自己所学的急救常识马上组织人员进行处理：立即让几个人找几把镊子来，大家一起把肿胀的风团中心皮肤表面的黑点也就是蜂的毒刺和毒囊拔出来，黄志超耐心地用镊子将风团中心皮肤压下去，露出黑色的毒刺头，然后将其一个一个拔出。接下来用清水冲洗伤口，林某顿感疼痛缓解很多。黄志超一下子想不起来是用碱性液冲洗还是用酸性液冲洗。正在犯难时，医院监区的谭朝阳院长闻讯赶来，告诉小黄用碱性液冲洗还是用酸性液冲洗要看是什么蜂蜇的，如果是马蜂就要用酸性液冲洗，如果是蜜蜂就要用碱性液冲洗，所以一定要搞清楚是马蜂还是蜜蜂。小黄立刻找来被犯人林某拍死的"马蜂"，谭院长让大家观察这只"马蜂"。它的身长只有1.5厘米左右，头与胸等大，头胸有浓密的绒毛，没有纤细的腰部，腹部椭圆。而马蜂就不同了，真正的马蜂足有3厘米左右长，头较胸小，腹部呈黄黑相间的条纹，没有太多的绒毛，胸部与腹部有一短而细的"细腰"相连，腹部尾部较尖。原来所谓的"马蜂"是蜜蜂。确认是蜜蜂后大家找来碱性的肥皂水清洗蜇伤的部位，后转送医院急诊室处理。

林某被送到医院监区后谭院长继续用10%碳酸氢钠溶液进行清洗，给予患者口服扑尔敏4mg，皮下注射肾上腺素1.0mg，静脉点滴地塞米松针10mg，留院观察。

由于干警小黄平时注意掌握应急急救医学方面的知识，及时将蜜蜂的"毒刺"及"毒囊"拔出，毒物没有进一步释放，使林某得到及时救治，当天晚上几十个风团就消失了。林某高兴地回到监区报到，逢人就夸这次多亏了黄警官及时相救。

【任务要求】

1. 通过本任务的知识储备，能正确分辨蜜蜂与马蜂。

2. 学会蜜蜂与马蜂蜇伤后不同的应急处理。

【情境训练】

训练一　正确分辨蜜蜂与马蜂

一、训练目的

（1）学会区分蜜蜂与马蜂。

（2）掌握区分蜜蜂与马蜂对现场抢救的意义。

二、训练素材

范例分析中，犯人们在室外劳动作业，犯人林某不慎碰及灌木丛中的蜂窝，顿时成百上千只蜂倾巢而出，追着犯人林某将其蜇伤，导致其面部及颈部几十个红肿的风团，伤口出现剧痛、瘙痒、灼热感、红肿等中毒症状。假如你作为执勤干警闻讯赶来，该如何分辨蜂蜇伤是蜜蜂蜇伤还是马蜂蜇伤呢？

三、训练方法

1. 结合上述案例学会看蜂巢

（1）马蜂窝大多在高大的树上，蜜蜂多在地面筑巢。

（2）马蜂窝是不规则的球形，直径从十几厘米到几十厘米不等。蜜蜂巢是垂直于地面的饼状，上面有许多规则的六边形的小格。

（3）马蜂窝的主要成分是木头屑，和纸差不多。蜜蜂窝的主要成分是蜂蜡。

2. 结合上述案例学会观蜂形

（1）蜜蜂体长1厘米左右，较马蜂小。

（2）蜜蜂呈黄褐色或黑褐色，马蜂腹部多有黄黑相间的条纹。体色多为黑色，面、胸及腹部尖端有浅黄色斑点。

（3）蜜蜂生有密毛，马蜂光滑少毛。

（4）蜜蜂头与胸几乎同样宽；没有纤细的"腰"，触角膝状，复眼椭圆形，口器嚼吸式，而马蜂体壁坚固厚实，细腰是其特点，口器为咀嚼式，触角具12或13节。

（5）蜜蜂腹部近椭圆形，其腹末尾有螫针，马蜂腹部较长较尖，雌体具有粗大的螫刺。

四、训练说明

我们如果能掌握蜜蜂与马蜂的以上区别，将能为下一步施救用酸性液还是用碱性液冲洗提供依据。

训练二　如何实施蜜蜂螫伤后的现场急救

一、训练目的

学会蜜蜂螫伤后在现场先拔刺，再用肥皂水冲洗的方法，以及了解如何冲洗伤口。

二、训练素材

同范例分析中，经运用"训练一"的知识判断林某是被蜜蜂螫伤的，你作为执勤干警能否正确快速处理？

三、训练方法

判定是蜜蜂螫伤后，我们须采取以下措施：

（1）拔刺：蜜蜂毒刺上因有倒刺，螫人后毒刺常留在皮肤内。螫伤后要首先检查患处有无折断留在皮内的毒刺，急救时必须先小心地除去这些针。防止毒针进一步释放毒液。

（2）冲洗：蜜蜂的毒液为酸性，被蜜蜂螫后，可迅速在伤处外敷弱碱液中和毒素。伤口可用肥皂水、苏打水等冲洗。

（3）由于蜜蜂毒性较低，根据伤情决定是否需送医院进一步处理。

四、训练说明

如何正确尽早拔出蜜蜂的毒螫刺很关键，正确的处置方法为：用镊子或尖指甲轻压螫刺附近部位的皮肤，使刺露出较长部分，将它夹出来。然后挤出毒血，也可用口将毒汁吸出，之后迅速漱口。

训练三　如何实施马蜂螫伤后的现场急救

一、训练目的

学会马蜂螫伤后的现场处置。

二、训练素材

广东省未成年犯管教所是个花园式的押犯单位。郁郁葱葱的绿化环境不仅使人们心旷神怡，同时也招蜂引蝶。某监区门口的大树上不知什么时候倒挂着一个"宝塔"，有经验的人知道这是个马蜂窝，不时有硕大的马蜂出出进进。

未成年犯李某十分淘气，这天看见树下面有人，竟拿块石头向树上的马蜂窝扔了过去，自己则跑了。上百只马蜂一下子飞了出来，正在树下的同改鲁某遭了殃，被一群马蜂螫得鼻青脸肿，手臂上也有几处中招。

你作为执勤民警该如何紧急现场处置？

三、训练方法

结合训练素材，明确鲁某是马蜂螫伤的，运用知识储备我们迅速采取以下措施：

（1）马蜂的毒液为碱性，因此可在蜇伤部位用食醋等酸性液体涂抹，以中和毒液。再在水龙头处用水反复冲洗，尽可能排除毒素。

（2）在冲洗过程中如发现有毒螯刺残存，须按照"训练二"的方法拔刺。

（3）马蜂的毒性往往较大，有条件的可用吸奶器或拔火罐将毒汁吸出，现场可用干净塑料袋盖在伤口处用口吸出毒汁。危机时刻若确认口腔无伤口，亦可直接口吸，再用水反复漱口。

（4）经上述现场初步处理后，及时送鲁某到医院。

四、训练说明

（1）马蜂毒液毒性很大，毒液有致溶血、出血和神经毒作用，能损害心肌、肾脏，也可引起过敏反应，所以被马蜂蜇伤后要注意病人全身情况，尽早拨打120，防止发生肾衰竭、过敏性休克甚至死亡。

（2）如果蜇伤者出现上述情况，不得在现场耽误时间，尽早送医院抢救。

任务四　水母贝类刺伤现场急救

【知识储备】

一、概述

水母是海洋中的大型浮游生物。水母寿命很短，平均只有数个月的生命，属于腔肠动物门。水母也是一种低等的海生无脊椎浮游肉食动物，已知道全世界的海洋中有超过两百种的水母（见图10－12）。

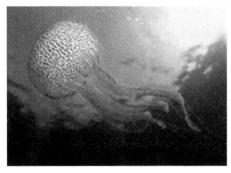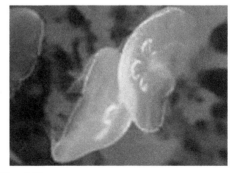

图10－12　水母

水母是地球上现存最古老的生物之一，出现时间比恐龙还早，可追溯到6.5亿年前。水母的种类很多，全世界有250种左右，直径从10厘米到100厘米之间。水母身体的主要成分是水，含水量一般可达95%，并由内外两胚层所组成，两层间有一个很厚的中胶层，不但透明，而且有漂浮作用。它们在运动时，利用体内喷水反射前进，就像顶圆伞在水中迅速漂游。水母并不擅长游泳，它们常常要借助风、浪和水流来移动。

水母可分为三个主要的部分：一是圆形的伞体，功能是一缩一放来进行游动；二是触手，在游动中用来控制运动方向，上面布满刺细胞，用来捕捉及麻痹猎物；第三部分包括生殖器、缘膜、消化系统、平衡囊等。水母的伞状体内有一种特别的腺，可以放出一氧化碳使伞状体膨胀。而当水母遇到敌害或者在遇到大风暴的时候，就会自动将气放掉，沉入海底。海面平静后，它只需几分钟就可以生产出气体让自己膨胀并漂浮起来。水母触手中间的细柄上有一个小球，里面有一粒小小的听石，这是水母的"耳朵"。由海浪和空气摩擦而产生的次声波冲击听石，刺激着其周围的神经感受器。

水母常见于各地的海洋中，并根据伞状体的不同作分类：有的水母伞状体发银光，叫银水母；有的伞状体则像和尚的帽子，就叫僧帽水母（见图10-13）；有的伞状体仿佛是船上的白帆，叫帆水母；有的宛如雨伞，叫做雨伞水母；有的伞状体上闪耀着彩霞的光芒，叫做霞水母。因为水母没有呼吸器官与循环系统，只有原始的消化器官，所以捕获的食物立即在腔肠内消化吸收。

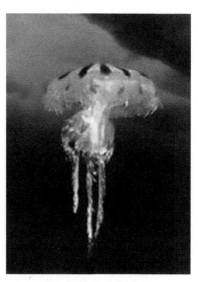

图 10-13 僧帽水母

水母有三胚层，最外层是表皮层，最内层则是胃皮层，由胃皮层构成一个简单的体腔，只有一个开口，兼具口及排泄的功能，在表皮层及胃皮层之间的则是中胶层。

腔肠动物又称为刺胞动物，这是因为在水母翼的边缘有许多细小的触手，触手的前端有刺胞，刺胞可捕捉及攻击敌人。水母碰到物体时刺胞针受到触动，刺丝囊内部的压力会使刺丝散开，这些含有毒液的管子会像细小的飞镖一样弹到被刺生物身上，并射入毒液使之麻痹。箱形水母发出的毒素是世界上最毒的毒素。

水母外表美丽温顺，其实十分凶猛。在伞状体的下面，那些细长的触手是它的消化器官，也是它的武器。在触手的上面布满了刺细胞，像毒丝一样，能够射出毒液，猎物被刺到后，会迅速麻痹而死。水母一旦遇到猎物，从不轻易放过。触手就将这些猎物紧紧抓住，缩回来用伞状体下面的息肉吸住，每一个息肉都能够分泌出消化酶，水母可迅速将猎物体内的蛋白质分解溶化。

当我们在海边游泳时，如果突然感到身体的前胸、后背或四肢一阵刺痛，或有被皮鞭抽打的感觉，那就是受到了水母的攻击。不过，被水母刺到，几天即能消肿止痛。

但海蜂水母（箱形水母）和杀手水母分泌的毒性很强，如果被它们刺到的话，在几分钟之内就会因呼吸困难而死亡。

水母会本能地用带有毒细胞的触须进行进攻并释放毒素。水母的毒液是一种神经毒素，可麻痹猎物。虽然水母可以杀死小型水生生物，但它的蜇刺对人类而言通常不会致命。它一般只会造成疼痛、皮疹、发烧和肌肉痉挛。水母刺伤引起的疼痛和反应程度取决于水母种类，大型水母的刺细胞较大，可以刺入皮肤更深，而有些水母的毒液毒性较大。

二、水母蜇伤的表现和紧急处理

被水母蜇伤后，轻者可导致红肿热痛、表皮坏死，严重的会恶心、呕吐、发烧、头痛，甚至因呼吸困难、休克而危及生命。在赶往医院进行救治之前，现场的处理非常重要，如果处理得当，可以在一定程度上减轻疼痛，阻止伤情恶化，而如果处理不当，反而会加重症状，甚至加速毒素的侵入，引起全身性过敏反应。

如果确认是被水母蜇伤，首先要将触手从皮肤中拔掉。情急之下没有工具的话，可尽量用干净的指甲捏出，有条件的可用镊子将留在皮肤上的刺挑掉。之后一定要用肥皂水、沐浴液或其他呈碱性的液体冲洗伤口，以便中和水母的酸性毒素。

用肥皂水冲洗的原因是肥皂水一方面可以去除水母触须上扫过人体皮肤时残留的大量胞囊，而且又不会使这个胞囊破裂，另一方面肥皂水的碱性成分可以中和水母的酸性毒素，这样毒素被中和掉了，能给我们赢得大量的时间抢救伤者，到医院去作进一步的治疗。

之后也可以就地取材找一些嫩肉粉或者苏打粉，和水混合后敷于患处。因为嫩肉粉或者苏打粉呈碱性，可以中和水母的酸性毒物。

注意不能用清水冲洗。原因是在水母的触须上有大量的胞囊，这个胞囊里面有很多毒素，水母胞囊里的毒素释放出来会引起我们皮肤的过敏反应。胞囊在淡水刺激的情况下会破裂，进而释放更多的毒素出来，所以如果我们用淡水来冲洗的话，会促使毒素释放，引起更严重的过敏反应。

另外也不能用酒精擦洗，原因是水母的这个胞囊里面的毒素从化学的角度讲属于酸性的成分。酒精的成分是乙醇，并不中和酸性物质，用酒精擦洗只能够起到一个清洁皮肤的作用，并不能中和毒素。

在精神上安抚伤者，让其尽量保持安静，不让阳光晒到伤口，防止因阳光照射，水母胞囊破裂进一步释放毒素，加重中毒。

冷敷伤口，用冰块、冷水均可以减少毒物的吸收。

如果皮肤很红肿，疼痛剧烈，1 小时内未缓解，应立即送伤者就医，以便更彻底地清理伤口，有条件的可酌情给患者口服开瑞坦、苯海拉明等抗过敏药。

一般被水母刺到，只会感到伤部疼痛并出现红肿，过几天即能消肿止痛。但是如果伤者继发了一些严重的过敏症状，如神志不清，可能是出现了过敏性休克，应立即拨打 120 急救电话，及时送往医院进行抗休克治疗。发生呼吸困难的现象时，应立即实施胸外心脏按压等心肺复苏术。

三、预防水母蜇伤

预防水母蜇伤的办法最主要的就是要在指定的安全海域内戏水。

【范例分析】

本人曾有一次目睹水母蜇人的经历。那是2012年暑假，我的女儿缠着我要出去旅游。这天我约上老友小曾一起，两家人驱车前往汕尾红海湾。

离开紧张的工作环境，心情顿时轻松很多，一路高速，经过3小时我们来到了美丽的红海湾。湛蓝湛蓝的天空万里无云，一望无际的大海不停地轻轻拍打着海岸边的沙滩，形成一道道滚动的银边……在一处天然沙滩，我们再也

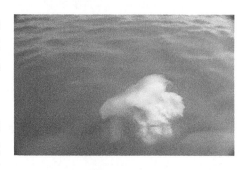

图 10 - 14

忍不住这自然的诱惑纷纷冲向大海，击水拍浪，享受大自然的盛宴。大家正玩在兴头上，突然小曾大叫一声，一条腿好像被什么"鱼"顶了一下，马上像触电一样又麻又痛，不能动弹。看见一团像塑料袋的东西漂在水面上（如图10 - 14所示），我意识到那是只大水母，幸亏我们都在浅滩，如果小曾在深水海域游泳，后果不堪设想。大家纷纷逃离那恐怖的大海。

来到海滩上，我看见小曾的右侧大腿出现了一大片红肿，皮肤潮红，没有明显的伤口，右侧肢体感觉麻木。我让他立刻坐下来，拿来车上的矿泉水和沐浴液混合后不停地冲洗、搓揉患处，因为我知道用碱性液体可以洗掉皮肤上残留的水母胞囊，而且又不会使这些胞囊破裂，可以中和水母的这种酸性毒素。经过十几分钟的处理，小曾感觉患部的麻木和疼痛轻了很多，肢体也可以正常活动了。我长叹一声，紧张的心终于落地了，看样子不用再去医院就诊了。

经过这次历险，我认识到千万注意要在指定的安全海域内游泳，那里有安全网，一般没有水母。其实我们在生活中多积累些应急急救的常识是十分必要的，人人都应该掌握现场急救知识，这是我们户外工作、游玩的保障。

【任务要求】

1. 学会正确处理水母蜇伤后的应急处理。

2. 思考为什么用碱性液体冲洗水母蜇伤后的患部。

【情境训练】

水母蜇伤现场急救措施

一、训练目的

通过知识储备学会正确处理水母蜇伤后的应急处理。

二、训练素材

你在海边游玩，看见一游客在海中游泳时被水母蜇伤，被人救上岸后，你见义勇为，挺身而出，利用所学知识积极展开现场急救。

三、训练方法

我们通过知识储备所学，对水母蜇伤的游客展开以下现场救治措施：

（1）首先要用指甲将水母的触手从皮肤中拔掉。

（2）一定要用肥皂水反复冲洗伤口以便中和并清除水母的酸性毒素。

（3）有条件的用冰块、冷水冷敷伤口，可减少疼痛，同时安抚伤者保持安静。不让阳光晒到伤口。

（4）如若蜇伤的水母毒性大，伤者反应敏感而发生过敏性休克，应尽早送医院抢救。

四、训练说明

（1）注意现场绝对不能用清水冲洗。如果用淡水来冲洗的话，会促使水母胞囊破裂释放毒素，进而可能引起更严重的过敏反应。

（2）水母蜇伤用肥皂水冲洗是因为肥皂水一方面可以去除水母留在人体皮肤上的大量胞囊，而且不会使这些胞囊破裂，另外肥皂水的碱性成分可以中和水母的酸性毒素，这样可以赢得时间到医院去作进一步的治疗。

（3）随着环境污染，水母蜇人的案例越来越多，必须引起重视。

参考文献

1. 王一镗. 现场急救常用技术. 北京：中国医药科技出版社，2003.

2. 北京急救中心，香港急救暨灾难医疗培训学会. 心肺复苏与创伤救护：现场急救课程. 北京：解放军出版社，2005.

3. 张淑华，王烈群等. 实用警务现场急救（修订本）. 北京：中国人民公安大学出版社，2007.

4. 刘艺林，费国忠. 突发灾祸及现场急救. 上海：同济大学出版社，2003.

5. 石子坚. 石警官现场急救手册. 北京：中国人民公安大学出版社，2007.

6. 陆再英，钟南山. 内科学. 北京：人民卫生出版社，2008.

7. 吴在德，吴肇汉. 外科学. 北京：人民卫生出版社，2008.

8. 王海杰. 人体系统解剖学（第三版）. 上海：复旦大学出版社，2008.

9. 陈文彬，潘祥林. 诊断学（第七版）. 北京：人民卫生出版社，2010.

10. 胡晋红. 新编常用药物手册. 北京：金盾出版社，2009.

11. 何忠杰. 白金十分钟：急救技术普及篇. 北京：军事医学科学出版社，2008.

12. Mary Fran Hazinski, RN, MSN. 陆一鸣校对编译. 2010 年美国心脏协会心肺复苏及心血管急救指南. 美国心脏协会，2010.

13. 上海市红十字会. 现场初级救护手册. 上海：上海交通大学出版社，2008.

14. 刘治民，杨昌南，潘三强. 现场急救教程. 北京：人民卫生出版社，2007.

15. 陈晓松，刘建华. 现场急救学. 北京：人民卫生出版社，2009.

16. 汪初球，徐洪璋. 现场救护手册. 北京：人民军医出版社，2010.

17. 陈玉广，刘立文. 突发事件应急救护. 北京：中国人民公安大学出版社，2009.

18. 陈晓松，刘建华. 现场急救学. 北京：人民卫生出版社，2009.

19. 马中富，王瑞儒，宋祖军. 急诊医学. 北京：军事医学科学出版社，2007.